新编常见疾病护理与操作技巧

主编　王艳　胡晶　孙倩　李贞　王文文　黄海萍

上海科学技术文献出版社

图书在版编目（CIP）数据

新编常见疾病护理与操作技巧 / 王艳等主编 .
上海 ： 上海科学技术文献出版社， 2024. -- ISBN 978-7-
5439-9116-3

Ⅰ . R47

中国国家版本馆 CIP 数据核字第 2024YU0806号

责任编辑： 王 珺

新编常见疾病护理与操作技巧
XINBIAN CHANGJIAN JIBING HULI YU CAOZUO JIQIAO
王 艳 胡 晶 孙 倩 李 贞 王文文 黄海萍 主 编
出版发行：上海科学技术文献出版社
地 址：上海市长乐路746号
邮政编码：200040
经 销：全国新华书店
印 刷：北京兰星球彩色印刷有限公司
开 本：787*1092 1/16
印 张：16.25
字 数：22万字
版 次：2024年7月第1版 2024年7月第1次印刷
书 号：ISBN 978-7-5439-9116-3
定 价：148.00元
http：//www.sstlp.com

《新编常见疾病护理与操作技巧》

编委会

主　编

王　艳　枣庄市妇幼保健院

胡　晶　枣庄市立医院

孙　倩　枣庄市妇幼保健院

李　贞　枣庄市台儿庄区涧头集镇中心卫生院

王文文　枣庄市中医医院

黄海萍　枣庄市市中区永安镇中心卫生院

副主编

杨旭环　山东国欣颐养集团枣庄中心医院

张　蕊　山东国欣颐养集团枣庄中心医院

李明清　枣庄市山亭区徐庄镇中心卫生院

吴敬强　枣庄市立医院

单茂斌　枣庄市立医院

鞠玲玲　枣庄市立医院

前　言

在医疗护理领域，随着医学科技的飞速发展和患者需求的日益多样化，对护理人员的专业技能和综合素质提出了更高的要求。为了适应这一形势，我们精心编写了这本《新编常见疾病护理与操作技巧》。本书旨在为广大护理人员提供一本全面、系统、实用的护理参考书，帮助他们更好地掌握各系统疾病的护理要点和操作技巧，提高护理质量和效率。本书共分为十八章，涵盖了呼吸系统疾病、消化系统疾病、循环系统疾病、神经系统疾病、血液系统疾病、泌尿系统疾病、内分泌代谢性疾病小儿康复护理等多个系统的护理要点，以及门脉高压、肾脏损伤及膀胱损伤、断指再植、创伤性高位截瘫、人工关节置换术等特殊病例的护理。同时，本书还详细介绍了标本采集、无菌技术、口服给药、常用护理抢救技术等基础而重要的护理操作技巧。在编写过程中，我们注重实用性和新颖性，力求使内容全面、系统，重点突出。我们采用了深入浅出的写作方式，力求言简意明，使读者能够轻松理解并掌握所学知识。此外，我们还注重编排的新意，通过合理的章节设置和清晰的层次结构，使读者能够更快地找到所需内容，提高学习效率。本书不仅适合各级医院的专业护理人员作为工具书参考，也适合医学院校师生和科研工作者在工作中使用。同时，它还可以作为医学院校教学的辅助教材和参考书，帮助学生更好地理解和掌握护理知识和技能。

目　录

第一章　呼吸系统疾病患者的护理 1
　第一节　慢性支气管炎患者的护理 1
　第二节　阻塞性肺气肿患者的护理 4
　第三节　支气管扩张患者的护理 8
　第四节　肺炎患者的护理 11
第二章　消化系统疾病患者的护理 15
　第一节　胃癌患者的护理 15
　第二节　肠结核患者的护理 18
　第三节　原发性肝癌患者的护理 20
　第四节　肝性脑病患者的护理 25
第三章　循环系统疾病患者的护理 31
　第一节　原发性高血压患者的护理 31
　第二节　病毒性心肌炎患者的护理 34
　第三节　心肌梗死患者的护理 36
　第四节　亚急性感染性心内膜炎患者的护理 41
第四章　神经系统疾病患者的护理 44
　第一节　急性脊髓炎患者的护理 44
　第二节　短暂性脑缺血发作患者的护理 46
　第三节　脑梗死患者的护理 47
　第四节　脑出血患者的护理 51
第五章　血液系统疾病患者的护理 55
　第一节 贫血患者的护理 55
　第二节　血友病患者的护理 62
　第三节　白血病患者的护理 65
第六章　泌尿系统疾病患者的护理 73
　第一节　急性肾小球肾炎患者的护理 73
　第二节　肾病综合征患者的护理 75
　第三节　急性肾功能衰竭患者的护理 79
　第四节　慢性肾功能衰竭患者的护理 82
第七章　内分泌代谢性疾病患者的护理 88
　第一节　腺垂体功能减退症患者的护理 88
　第二节　糖尿病患者的护理 90
　第三节　痛风患者的护理 99
　第四节　骨质疏松症患者的护理 102

第八章　门静脉高压症患者的护理 105
第九章　肾脏损伤及膀胱损伤患者的护理 111
　第一节　肾脏损伤患者的护理 111
　第二节　膀胱损伤患者的护理 112
　第三节　肾脏及膀胱损伤患者各种尿管的护理 113
第十章　断肢（指）再植患者的护理 116
第十一章　创伤性高位截瘫患者的护理 122
第十二章　人工关节置换术患者的护理 125
第十三章　标本采集技巧 129
　第一节　静脉血液标本采集技巧 129
　第二节　动脉血气标本采集技巧 138
　第三节　小便标本采集技巧 140
　第四节　大便标本采集技巧 142
　第五节　痰标本采集技巧 143
第十四章　无菌技术操作技巧 146
　第一节　无菌技术操作准备技巧 146
　第二节　无菌技术操作技巧 147
第十五章　静脉输液（血）操作技巧 152
　第一节　四肢静脉输液操作技巧 152
　第二节　头皮静脉输液操作技巧 159
　第三节　静脉留置针输液技巧 165
　第四节　静脉输血操作技巧 173
　第五节　静脉输液常见问题及处理技巧 179
第十六章　常用注射操作技巧 188
　第一节　皮内注射操作技巧 188
　第二节　皮下注射技巧 193
　第三节　肌内注射操作技巧 198
第十七章　口服给药技巧 208
　第一节　配药技巧 208
　第二节　发药技巧 210
第十八章　常用护理抢救技术操作技巧 214
　第一节　氧气吸入操作技巧 214
　第二节　吸痰操作技巧 224
　第三节　自动洗胃机洗胃法操作技巧 236
　第四节　人工呼吸机的使用技巧 240
　第五节　气管切开术后的呼吸道管理技巧 246
　第六节　机械通气的呼吸道管理技巧 250
参考文献 254

第一章　呼吸系统疾病患者的护理

第一节　慢性支气管炎患者的护理

【概述】

慢性支气管炎（chronic bronchitis，简称慢支），是指气管、支气管黏膜及其周围组织的慢性非特异性炎症。临床上以慢性咳嗽、咳痰或伴有喘息及反复发作为特征。是一种严重危害人民健康的常见病，多发生于中老年人。长期反复发作可发展为慢性阻塞性肺气肿和肺源性心脏病。

【临床表现】

（一）症状起病缓慢，病程较长。咳嗽、咳痰、喘息为主要症状。早期症状轻微，常于吸烟、过度疲劳、受凉感冒、寒冷季节或接触有害气体后引起急性发作或加重，气候转暖时症状可自然缓解。炎症晚期时，症状可持续存在。

1. 咳嗽一般以晨间咳嗽为主，白天咳嗽较轻，睡前有阵咳或排痰。

2. 咳痰以清晨排痰较多，一般为白色黏液痰或浆液泡沫痰。有细菌感染时，可出现黏液脓性痰。

3. 喘息或气促有支气管痉挛者可出现喘息，症状反复发作。并发阻塞性肺气肿时，可出现劳累或活动后气促，晚期则喘息明显，生活难以自理。多于寒冷季节加重。

（二）体征早期无异常体征。急性发作期，多在背部和两肺下部闻及散在干、湿性啰音，咳嗽后可改变或消失。喘息型慢支者可闻及哮鸣音和呼气延长。

（三）临床分型、分期

1. 临床分型可分为单纯型和喘息型两型。

（1）单纯型以咳嗽、咳痰为主要表现。

（2）喘息型　主要表现为咳嗽、咳痰和喘息症状，常伴有哮鸣音，喘息于睡眠时明显，阵咳时加剧。

2．临床分期

（1）急性发作期指患者1周内出现脓性或黏液脓性痰，痰量明显增多或伴有发热等炎症表现；或指1周内“咳”“痰”“喘”症状中任何一项明显加重者。

（2）慢性迁延期患者有不同程度的“咳”“痰”“喘”症状迁延达1个月以上。

（3）临床缓解期经治疗后症状基本消失，或症状自然缓解，或偶有轻微咳嗽，少量痰液，维持2个月以上者。

【护理】

（一）病情观察密切观察“咳”“痰”“喘”症状及诱发因素，尤其是痰液的性质和量。评估临床分型、分期，如单纯型或喘息型、急性发作期或慢性迁延期。

（二）保持呼吸道通畅指导痰多黏稠、难咳的患者多饮水，遵医嘱每天用生理盐水、硫酸庆大霉素、糜蛋白酶等药物雾化吸入，指导患者采取有效咳嗽方式，护理人员或家属协助患者翻身、胸部叩击和体位引流，有利于分泌物的排出。

（三）用药护理用药后观察药物疗效和副作用。

1．止咳药

（1）可待因有麻醉性中枢镇咳作用，适用于剧烈干咳者，有恶心、呕吐、便秘等副作用，可能会成瘾。

（2）喷托维林是非麻醉性中枢镇咳药，用于轻咳或少量痰液者，无成瘾性，副作用有口干、恶心、腹胀、头痛等。

2．祛痰药

（1）溴己新可使痰液中黏稠多糖纤维断裂，痰液黏稠度降低。偶见恶心、转氨酶增高，胃溃疡者慎用。

（2）盐酸氨溴索可促进肺表面活性物质分泌，增强呼吸道纤毛清除功能，是润滑性祛痰药，胃肠道不适等副作用较轻。对痰液较多或年老体弱、无力咳痰者，以祛痰为主，有利于排痰，保持呼吸道通畅。尽量避免使用可待因等强镇咳药，因其可抑制中枢和加重呼吸道阻塞。

（四）戒烟停止吸烟可改变自然病程，显著减慢病情的恶化速度。首先要戒烟，因为要打断生理成瘾环，需要患者的决心和配合。

具体措施

1．指导患者避免接触吸烟人群或环境，和戒烟成功者交流经验，清除工作场所、家中的储备烟。

2．告知患者戒烟第1周最困难，通常尼古丁完全撤离需2～4周。

3．提供以水果、蔬菜为主的低热量饮食，戒烟第1周多饮汤水以排除体内积蓄的尼古丁。合理安排生活、娱乐或外出旅游，以分散注意力。

4．有条件者可贴戒烟膏药（内含少量尼古丁），以减少戒烟痛苦，或把急性发病住院作为戒烟时机。

5．戒烟时可出现坐立不安、烦躁、头痛、腹泻和失眠等不适症状，需要家属的关心、理解和支持。可有计划地逐渐戒烟以减轻戒断症状。

【心理护理】

耐心倾听患者的诉说，鼓励患者和家属参与治疗护理计划。与患者探讨积极应对、配合治疗的方法，讲述其他成功的病例，可成立患者互助组，进行交流，提高患者战胜疾病的信心和自我护理能力。指导患者学会相关的应对技巧，如控制呼吸，散步，参加运动或劳动等。鼓励家庭成员承担促进患者康复的责任，如改善环境（空气流通，适宜的温度、湿度）、改变饮食习惯、减少烟雾、花粉等变应原的接触。

第二节　阻塞性肺气肿患者的护理

【概述】

阻塞性肺气肿（obstruCTive pulmonary cmphyscma，简称肺气肿）是指终末细支气管远端（细支气管、肺泡管、肺泡囊和肺泡）气道弹性减退、过度膨胀、充气和肺容量增大，并伴有气道壁的破坏。由于大多数肺气肿患者伴有慢性咳嗽、咳痰史，很难同慢性支气管炎截然区分，故临床上将具有气道阻塞特征的慢性支气管炎和肺气肿，统称为慢性阻塞性肺疾病（即 COPD 简称慢阻肺）。由于吸烟、感染、大气污染等有害因素，近年来 COPD 有逐渐增加的趋势。

【临床表现】

（一）症状本病的主要症状是进行性加重的呼吸困难，且活动后加剧。慢性支气管炎并发肺气肿时，可在慢性咳嗽、咳痰的基础上逐渐出现呼吸困难。早期在劳累、上楼或登山时出现气促，逐渐发展至难以胜任原来的工作，甚至静息状态也感气促。感染时呼吸困难明显加重。全身症状有疲劳、食欲不振和体重减轻等。该病晚期可出现呼吸衰竭。

（二）体征早期体征无明显改变。随着病情的发展可见桶状胸，呼吸活动减弱，辅助呼吸肌活动增加；触诊语颤减弱或消失；叩诊过清音，心浊音界缩小，肝上界下移；听诊呼吸音减弱，呼气时间延长，心音遥远等。晚期患者因呼吸困难，颈、肩部辅助呼吸肌常参与呼吸运动，可表现为身体前倾。呼吸时常呈缩唇呼气，可伴有口唇发绀、右心衰竭等体征。

（三）临床分型根据患者临床表现和病理生理改变可分以下类型。

1. 气肿型（PP 型，A 型，又称红喘型）。多见于明显瘦弱体形者和老年人。起病隐匿，病程较长，咳嗽、咳痰较轻，呼吸困难明显，多呈持续性。由于通气过度，动脉血氧分压可正常或稍低，呈喘息外貌，无发绀。主要病理改变为全小叶或小叶中央性肺气肿。晚期发生呼吸衰竭和右心衰竭。

2．支气管炎型（BB 型，B 型，又称紫肿型）。多见于肥胖体形者，发病年龄较早。以呼吸道反复感染为主，咳嗽较重，咳黏液脓性痰且量多，早期有发绀，但呼吸困难相对较轻。动脉血氧分压常明显降低。主要病理变化为严重慢性支气管炎伴小叶中央性肺气肿。较早出现呼吸衰竭和右心衰竭。

3．混合型同时存在上述两种类型的特征。

【护理 】

（一）改善气体交换

1．环境和体位室内环境安静、舒适，空气洁净，保持合适的温湿度。冬季注意保暖，避免直接吸入冷空气。戒烟．．患者取舒适体位，晚期患者常采取身体前倾位，使辅助呼吸肌共同参与呼吸。

2．密切观察病情观察患者咳嗽、咳痰、呼吸困难进行性加重的程度，全身症状、体征和并发症情况。监测动脉血气分析和水、电解质、酸碱平衡状况。

3．观察用药反应遵医嘱应用抗炎、止咳、祛痰、平喘等药物，观察疗效和副作用。

4．呼吸肌功能锻炼其目的是改变浅而快呼吸为深而慢的有效呼吸。进行腹式呼吸、缩唇呼气、膈肌起搏（体外膈神经电刺激）、吸气阻力（阈值）器呼吸锻炼等，加强胸、膈呼吸肌肌力和耐力，改善呼吸功能。常用的方法有：

（1）腹式呼吸法（膈式呼吸锻炼）肺气肿患者呼气时，因气体排出困难，肺泡内残留气体过多而膨胀，引起呼吸幅度下降（呼吸短促）。增加膈肌和腹肌活动，改善呼吸功能。开始时，护理人员先做示范，然后给予具体的辅导指导和纠正。

方法：指导患者取立位、坐位或平卧位，初学时，以半卧位容易掌握。两膝半屈（或膝下垫小枕），使腹肌放松。两手分别放于前胸部和上腹部；用鼻缓慢吸气时，膈肌最大程度下降，腹肌松弛，腹部手腕向上抬起，胸部手在原位不动，抑制胸廓运动；呼气时，腹肌收缩帮助膈肌松弛，膈肌随腹腔内压增加而上抬，增加呼气潮气量。同时可配合缩唇呼气法，每天进行锻炼，时间由短到长，逐渐习惯于平稳而缓慢的腹式呼吸。训练腹式呼吸有助于降低呼吸频率，增加潮气量肺泡通气量，减少功能残气量，并增加咳嗽、咳痰能力，缓解呼吸困难症状，改善换气功能。

（2）缩唇呼气法指导患者呼气时腹部内陷，胸部前倾，将口唇缩小（呈吹口哨样），尽量将气呼出，以延长呼气时间，同时口腔压力增加，传至末梢气道，避免小气道过早关闭，改善肺泡有效通气量。吸呼气时间比 1：2 或 1：3，尽量深吸气慢呼气。每分钟 7—8 次，10—20min / 次，2 次 / d。

5.体育锻炼根据病情制定多种多样行之有效的锻炼计划。锻炼方式如散步、太极拳、体操、上下楼、骑自行，车等。对病情较重者，鼓励患者进行床边活动，注意做好防护工作。锻炼应以患者不感到过度疲劳为宜，坚持锻炼有利于提高体力、耐力和抵抗力。

6. 氧疗护理慢性低氧血症可引起患者运动受限，体重下降，精神神经改变等，长期持续低流量吸氧能改善缺氧，延长患者生存时间。一般采用鼻导管持续低流量吸氧，每日 10—15h，提高血氧分压。COPD 患者因长期二氧化碳潴留，主要通过缺氧刺激呼吸中枢，而持续低流量吸氧，维持 PaO2 在 60mmHg 以上，既能改善组织缺氧，也可防止因缺氧状态解除而抑制呼吸中枢。氧疗有效的指标为：患者呼吸困难减轻、呼吸频率减慢、发绀减轻，心率减慢、活动耐力增加。

（二）保持呼吸道通畅指导痰多黏稠、难咳的患者多饮水，遵医嘱每天用生理盐水、硫酸庆大霉素、糜蛋白酶等药物雾化吸入，指导患者采取有效咳嗽方式，护理人员或家属协助患者翻身、胸部叩击和体位引流，以利于分泌物的排出。

（三）做好饮食指导、改善营养状况

1. 评估营养状况动态监测患者的实际体重和理想体重的比值，可反映能量代谢的总体情况（营养不良时实际体重低于理想体重10%以上），测量三头肌皮褶厚度、上臂中部肌围（营养不良时均小于标准测量值的肋%），肌肉松弛无力程度；检查血清蛋白等实验室指标。营养不良可加重肌力受损，抵抗力下降，易继发感染。

2. 做好饮食指导应结合患者的饮食习惯、经济状况、消化能力和宗教习惯等，和患者、家属共同进行科学、合理、切实可行的食谱设计和安排。向患者说明饮食治疗的重要性，保证每日足够的热量、蛋白质，补充适宜的水分、纤维素；避免易引起便秘的食物，如油煎食物、干果、坚果等，避免食用汽水、啤酒、豆类、马铃薯和胡萝卜等易产气食品，防止便秘、腹胀影响呼吸。指导患者少食多餐，细嚼慢咽，以进食后不产生饱胀感为宜，循序渐进地养成良好的个人饮食习惯。

3. 增进食欲咳痰后及进餐前后漱口，保持口腔清洁；进餐前适当休息，减轻疲乏，避免不良刺激；提供舒适的进餐环境；采取煮、蒸、炖、烩等烹调方法，提供色、香、味、形俱全的饮食；餐后避免平卧，有利于消化吸收。

4. 缓解患者焦虑

（1）增强患者信心帮助患者了解、适应医院生活和环境特点，了解目前的病情、程度及与疾病相关的知识，如症状、诱因、治疗和护理方法等。与患者共同制定和实施康复计划，使患者通过消除诱因、定期呼吸肌功能锻炼、合理用药等，减轻症状，增强患者战胜疾病的信心。

（2）缓解焦虑减轻焦虑的方法，如放慢思维、控制呼吸、眺望远处、外出散步，或听轻音乐、做游戏、放松训练、按摩、做手工活，或培养1～2种爱好，如养花种草、下棋、打牌等娱乐活动，以分散注意力，减少孤独感。帮助患者认识焦虑的危害性，学习解决问题的方法，逐渐提高自我护理的能力。

（3）家庭支持指导患者家属了解康复治疗（生活方式、营养支持、戒烟、体育锻炼、长期氧疗、呼吸锻炼等）的重要性，给予患者心理、经济支持。

第三节　支气管扩张患者的护理

【概述】

支气管扩张（bronchieCTasis）是支气管慢性异常扩张所致的疾病。由于支气管及其周围的组织慢性炎症以及支气管阻塞，导致支气管组织结构较严重的病理性破坏而引起的支气管管腔的扩张和变形。临床特点为长期咳嗽、咳大量脓痰和/或者反复咯血。起病多见于儿童和青年人。

【临床表现】

（一）症状病程较长，多于青年、幼年期发病。常在童年有麻疹、百日咳或支气管肺炎病史，迁延不愈，以后伴有反复发作的下呼吸道感染。临床典型症状为慢性咳嗽伴大量脓痰和反复咯血。其表现轻重与支气管病变及感染程度有关。慢性咳嗽和咳脓痰，痰量与体位改变有关，晨起或夜间卧床转动体位时咳嗽、咳痰量增加。感染急性发作时，黄绿色脓痰明显增多，可达数百毫升。如有厌氧菌感染，痰与呼吸有臭味。感染时痰液静置于玻璃瓶内有分层特征：上层为泡沫，泡沫下为脓性成分，中层为黏液，底层为坏死组织沉淀物。半数以上患者有程度不等的反复咯血，从血痰到大量咯血，咯血量与病情严重程度、病变范围可不一致。部分患者仅有反复咯血，临床称之为“干性支气管扩张”，常见于结核性支气管扩张，病变多在引流良好的上叶支气管。反复肺部感染时，可出现间歇发热或高热、食欲下降、乏力、消瘦、贫血等全身症状，严重时伴气促、发绀。

（二）体征轻症或干性支气管扩张体征可不明显。病变典型者可于下胸部、背部的病变部位闻及固定、持久的粗湿啰音，呼吸音减低，严重者可伴哮鸣音，部分慢性患者伴有杵状指（趾）。

【辅助检查】

（一）胸部 X 线检查可见一侧或双侧下肺纹理增多或增粗，典型者可见多个不规则的蜂窝状透亮阴影或沿支气管的卷发状阴影，感染时阴影内可有液平面。体层摄片还可见不张肺内支气管扩张和变形的支气管充气征。CT 检查显示管壁增厚的柱状扩张或成串成簇的囊性改变。近年来高分辨率 CT 的临床应用，可显示次级肺小叶为基本单位的肺内细微结构，因此，能显示常规 CT 难以发现的支气管扩张病变影像，有逐渐取代支气管造影的趋势。

（二）纤维支气管镜检查有助于鉴别管腔内异物、肿瘤或其他阻塞性因素引起的支气管扩张，还可进行活检、局部灌洗等检查。支气管造影是诊断支气管扩张的主要依据，可明确扩张的部位、形态、范围和病变严重程度，也为考虑外科手术治疗提供重要依据。血清免疫球蛋白和大体检查有助于发现免疫缺陷病引起呼吸道反复感染所致的支气管扩张。

【护理】

（一）注意休息合理饮食

1. 急性感染或病情严重者应卧床休息。保持室内空气流通，维持适宜的温、湿度，注意保暖。使用防臭、除臭剂，消除室内异味。

2. 提供高热量、高蛋白质、富含维生素饮食，避免冰冷食物诱发咳嗽，少食多餐。因咳大量脓痰，指导患者在咳痰后及进食前用清水或漱口剂漱口，保持口腔清洁，增加食欲。鼓励患者多饮水，每天 1. 500ml 以上，充足的水分可稀释痰液，有利于排痰。

（二）密切观察病情

1．病情观察咳嗽、痰液的量、颜色和黏稠度，与体位的关系，痰液是否有臭味。观察咯血程度，及发热、消瘦、贫血等全身症状，出现气促、发绀常表示病情严重。

2．避免诱发因素如戒烟，避免到空气污染的公共场所和有烟雾的场所，避免接触呼吸道感染患者等。

（三）做好体位引流方法：

1．引流前准备向患者解释体位引流的目的、过程和注意事项，监测生命体征和肺部听诊，明确病变部位。

2．引流体位根据病变部位、患者经验（自觉有利于咳痰的体位），采取适当体位。原则上抬高患肺位置，引流支气管开口向下，有利于潴留的分泌物随重力作用流入大支气管和气管排出。病变位于上叶者，取坐位或健侧卧位。病变位于中叶者，取仰卧位稍向左侧。病变位于舌叶者，取仰卧位稍向右侧。病变位于下叶尖段者，取俯卧位。三种体位床脚均抬高 30～50cm。病变位于下叶各底段者，床脚抬高 30～50cm，如为前底段取仰卧位，外底段取侧卧位（患侧在上），后底段取俯卧位。

3．引流时间和观察根据病变部位、病情和患者体力，每天 1～3 次，每次 15～20min。一般在餐前引流。引流时应有护士或家人协助，观察患者反应，如有脸色苍白、发绀、心悸、呼吸困难等异常，应立即停止。

4. 促进痰液引流措施对痰液黏稠者，引流前 15min 先遵医嘱给予雾化吸入生理盐水，可加入硫酸庆大霉素、α-糜蛋白酶、β2 受体激动剂等药物，以降低痰液黏稠度，避免支气管痉挛。引流时辅以胸部叩击等措施，指导患者进行有效咳嗽，以提高引流效果。

5．引流后护理患者休息，给予清水或漱口剂漱口，去除痰液气味，保持口腔清洁，减少呼吸道感染机会。观察痰液情况，复查生命体征和肺部呼吸音及啰音变化，观察治疗效果。

（四）用药护理按医嘱用抗生素、祛痰剂、支气管舒张药物，指导患者掌握药物的疗效、剂量、用法和副作用。

（五）确保呼吸道通畅严防窒息发生

1．病情观察密切观察患者有无胸闷、烦躁不安、气急、面色苍白、口唇发绀、大汗淋漓等窒息前症状，．定期监测体温、心率、呼吸、血压，记录咯血量、痰量及其性质。

2．保持呼吸道通畅痰液黏稠无力咳出者，可经鼻腔吸痰。重症患者在吸痰前后应适当提高吸氧浓度，以防吸痰引起低氧血症。

3．大咯血窒息的抢救出现窒息征象时，应立即取头低脚高俯卧位，脸侧向一边，避免血液吸入引起窒息。轻拍背部有利于血块排出，并迅速挖出或吸出口、咽、喉、鼻部血块。无效时行气管插管或气管切开，解除呼吸道阻塞。

4．心理支持　医护人员陪伴床边，安慰患者，防止患者屏气或声门痉挛，鼓励患者轻轻咳出积在气管内的痰液或血液，及时帮助患者去除污物。必要时遵医嘱给予镇静剂，解除紧张情绪。

5．抢救准备准备好吸引器、氧气、鼻导管、气管切开包、止血药、呼吸兴奋剂、升压药等抢救设备和药品。

第四节　肺炎患者的护理

【概述】

肺炎（pneumonia）是指肺实质（包括终末气道、肺泡腔和肺间质）等的炎症。是呼吸系统常见病，在我国发病率高，目前在各种死因中占第5位。

发病率和病死率高与下列因素有关：病原体变迁、病原学诊断困难、易感人群结构改变医院获得性肺炎发病率增高、不合理应用抗生素引起细菌耐药性增高、部分人群贫困化加剧等。老年人或免疫功能低下者（用免疫抑制剂、久病体衰、糖尿病、尿毒症等）并发肺炎时病死率高。

【护理 】

（一）一般护理措施

1．注意休息、环境适宜患者卧床休息以减少氧耗量、缓解头痛、肌肉酸痛等症状。环境应保持安静、阳光充足、空气清新，室温为18～20℃、湿度保持在55%～60%。注意保暖，避免受凉。

2．合理膳食提供足够热量、蛋白质和维生素的流质或半流质，以补充高热引起的营养物质消耗。鼓励患者足量饮水（2～3L/d)，轻症者无需静脉补液。失水者可遵医嘱补液，保持血钠<145mmol / L，尿比重<1．020，补充因发热而丢失的水和盐，加快毒素排泄和热量散发，尤其是食欲差或不能进食者。心脏病或老年人应注意补液速度，过快易导致急性肺水肿。有明显麻痹性肠梗阻或胃扩张时，应暂时禁食、禁水，给予胃肠减压，直至肠蠕动恢复。

3．口腔护理做好口腔护理，鼓励患者经常漱口，增加食欲；口唇疱疹者局部涂液体石蜡或抗病毒软膏，防止继发感染。

4．病情观察监测患者神志、体温、呼吸、脉搏、血压和尿量，做好记录，便于观察热型，有助于明确诊断。重症肺炎不一定有高热，应重点观察儿童、老年人、久病体弱者的病情变化。

5．高热护理寒战时注意保暖，及时添加被褥，给予热水袋时防止烫伤。高热时采用酒精擦浴、冰袋、冰帽进行物理降温，预防惊厥。以逐渐降温为宜，防止虚脱，不宜用阿司匹林或其他解热药，以免大汗、脱水和干扰热象观察。患者出汗时，及时协助擦汗、换衣，避免受凉。

6．用药护理遵医嘱及时使用抗生素，观察疗效和副作用。如头孢唑啉钠（先锋V）可有发热、皮疹、胃肠道不适，偶见白细胞减少和丙氨酸氨基转移酶增高。喹诺酮类药（氧氟沙星、环丙沙星）偶见皮疹、恶心等，不宜用于儿童。注意氨基糖苷类抗生素有肾、耳毒性的副作用，老年人或肾功能减退者应慎用或适当减量。

（二）鼓励并协助患者排痰

1．痰液观察痰液颜色、性质、气味和量，如肺炎球菌肺炎呈铁锈色痰，克雷白杆菌肺炎典型痰液为砖红色胶冻状，厌氧菌感染者痰液多有恶臭味等。最好在用抗生素前留取痰标本，痰液采集后应在10min内接种培养。

2．排痰措施鼓励患者有效咳嗽，清除呼吸道分泌物。痰液黏稠不易咳出、年老体弱者，可给予翻身、拍背、雾化吸入、祛痰剂等协助排痰。

3．对症护理患者胸痛时，常随呼吸、咳嗽而加重，可采取侧卧位，或用宽胶布固定胸廓，减轻疼痛；必要时可用少量可待因。有低氧血症（PaO2<60mmHg）或发绀者给予氧气吸入。

（三）密切观察病情积极防治感染性休克

1．密切观察病情发现患者神志模糊、烦躁、发绀、四肢厥冷、心动过速、尿量减少、血压降低等休克征象，应及时通知医师，准备药品，配合抢救。 2.感染性休克抢救配合　（1）体位和吸氧取仰卧中凹位，抬高头胸部20°、抬高下肢约30°，有利于呼吸和静脉血回流。高流量吸氧，维持动脉血氧分压在60mmHg以上，改善缺氧状况。按重症监护，注意保暖和安全。

（2）补充血容量尽快建立两条静脉通道，遵医嘱给予低分子葡萄糖酐或平衡盐液，以维持有效血容量，降低血液黏滞度，防止DIC发生；应用5%碳酸氢钠静滴时，因其配伍禁忌较多，宜单独输入。应随时观察患者全身情况、血压、尿量、尿比重、血细胞比容等，监测中心静脉压，作为调整补液速度的指标，以中心静脉压不超过10cmH20，尿量在30ml／h以上为宜。

（3）血管活性药物在静脉输入多巴胺、问羟胺（阿拉明）等血管活性药物时，应根据血压随时调整滴速，维持收缩压在90～100mmHg，保证重要器官的血液供应，改善微循环。注意防止液体溢出血管外，以免引起局部组织坏死。

（4）控制感染联合广谱抗生素使用时，注意观察药物疗效和副作用。

（5）纠正水、电解质和酸碱失衡监测和纠正钾、钠、氯和酸碱失衡。输液不宜过多过快，以免引起心力衰竭和肺水肿。如血容量已补足，尿量仍<400ml／d、比重<1．018，注意有无急性肾衰竭同时报告医生。

第二章　消化系统疾病患者的护理

第一节　胃癌患者的护理

【概述】

胃癌（gastric cancer）是我国最常见的恶性肿瘤之一，居消化道肿瘤死亡原因的首位。其发病率在不同年龄间、各国家地区和种族间有较大差异。一般而言，有色人种比白种人易患本病。日本、智利、俄罗斯和冰岛为高发区，而北美、西欧、澳大利亚和新西兰发病率较低。我国的发病率亦较高，尤以西北地区发病率最高，中南和西南地区则较低。全国平均每年死亡率约为 16 / 10 万。本病男性居多，男女之比约为 2～3：1，高发年龄为 40～60 岁。

【临床表现】

（一）症状

1. 早期胃癌早期多无症状，部分患者可出现非特异性消化不良症状。

2. 进展期胃癌上腹痛为最早出现的症状，可急可缓，开始仅有上腹饱胀不适，餐后加重。继之有隐痛不适，偶呈节律性溃疡样疼痛，最后逐渐加重而不能缓解。患者常同时有胃食欲缺乏、体重进行性下降。胃壁受累时可有易饱感；贲门癌累及食管下端时可出现吞咽困难；胃窦癌引起幽门梗阻时出现严重恶心、呕吐；黑便或呕血常见于溃疡型胃癌。转移至身体其他脏器可出现相应的症状，如转移至骨骼时，可有全身骨骼剧痛；胰腺转移则会出现持续性上腹痛并放射至背部等。

（二）体征早期胃癌多无明显体征。进展期胃癌主要体征为腹部肿块，多位于上腹部偏右，呈坚实可移动结节状，有压痛。肝脏转移可出现肝大，并扪及坚硬结节，常伴黄疸。腹膜转移时可发生腹水，出现移动性浊音。远处淋巴结转移时可在左锁骨上内侧触到质硬而固定的淋巴结，称为Virchow淋巴结。直肠指诊时在直肠膀胱间凹陷可触及一架板样肿块。此外，某些胃癌患者可出现伴癌综合征，包括反复发作性血栓性静脉炎、黑棘皮病（皮肤皱褶处有色素沉着，尤其在两侧腋部）和皮肌炎等，可有相应的体征，有时可在胃癌被察觉前出现。

（三）并发症可并发胃出血、贲门或幽门梗阻、穿孔等。

【实验室及其他检查】

（一）血常规检查多数患者有缺铁性贫血。

（二）大便隐血试验持续阳性。

（三）胃液分析进展期胃癌呈无酸或低胃酸分泌，但低胃酸分泌与正常人重叠，故已不列为常规检查。

（四）X线钡餐检查早期胃癌可表现为局限性表浅的充盈缺损；或呈边缘锯齿状不规则的龛影；或黏膜有灶性积钡，胃小区模糊不清等征象。进展期胃癌X线的诊断率可达90%以上。突入胃腔的肿块，表现为较大而不规则的充盈缺损；溃疡型胃癌表现为龛影位于胃轮廓之内，边缘不整齐，周围黏膜僵直，蠕动消失，并见皱襞中断现象；浸润型胃癌表现为胃壁僵直，蠕动消失，胃腔狭窄。

（五）胃镜检查内镜直视下可观察病变部位、性质，并取黏膜做活组织检查，是目前最可靠的诊断手段。早期胃癌可呈现一片变色的黏膜，或局部黏膜粗糙不平呈颗粒状，有时不易辨认；进展期胃癌可表现为凹凸不平、表面污秽的肿块，或不规则较大溃疡，常见渗血及溃烂。

【护理 】

（一）疼痛的观察与护理

1. 观察疼痛特点注意评估疼痛的性质、部位，是否伴有严重的恶心和呕吐、吞咽困难、呕血及黑便等症状。如出现剧烈腹痛和腹膜刺激症，应考虑发生穿孔的可能性，及时协助医师进行有关检查或手术治疗。

2. 疼痛的护理

(1)药物止痛遵医嘱给予相应的止痛药，目前治疗癌性疼痛的主要药物有：①非麻醉性镇痛药（阿司匹林、吲哚美辛、对乙酰氨基酚等）；②弱麻醉性镇痛药（可待因、布桂嗪等）；③强麻醉性镇痛药（吗啡、哌替啶等）；④辅助性镇痛药（地西泮、异丙嗪、氯丙嗪等）。给药时应遵循 wHO 推荐的三阶梯疗法，即选用镇痛药必须从弱到强，先以非麻醉药为主，当其不能控制疼痛时依次加用弱麻醉性及强麻醉性镇痛药，并配以辅助用药，采取复合用药的方式达到镇痛效果。

(2）患者自控镇痛（patient COntml analgesia，PcA）该方法是用计算机化的注射泵，经由静脉、皮下或椎管内输注药物，以连续性输注止痛药，并且患者可自行间歇性给药。该方式用药灵活，可根据患者需要提供准确的止痛药物剂量、增减范围、间隔时间，从而做到个体化给药。可在连续性输注中间歇性增加止痛药，从而控制患者突发的疼痛，克服了用药的不及时性，减少了患者对止痛药的总需要量和对专业人员的依赖，增加了患者自我照顾和对疼痛的自主控制能力。

（二）饮食护理

1. 让患者了解充足的营养支持对机体恢复有重要作用，对能进食者鼓励其尽可能进食易消化、营养丰富的流质或半流质饮食。提供清洁的进食环境，并注意变换食物的色、香、味，增进患者的食欲。

2. 对贲门癌有吞咽困难者和中、晚期患者应按医嘱静脉输注高营养物质，以维持机体代谢需要。幽门梗阻时，可行胃肠减压，同时遵医嘱静脉补充液体。

3．营养监测定期测量体重、监测血清蛋白和血红蛋白等营养指标。

第二节　肠结核患者的护理

肠结核（intestinal tuberculosis）是由于结核分枝杆菌侵犯肠道引起的慢性特异性炎症。肠结核在发展中国家发病率较高，而西方发达国家少见。本病多见于青壮年，女性略多于男性。

【临床表现】

肠结核大多起病缓慢，病程较长。早期症状不明显，容易被忽视。

（一）症状

1．腹痛多位于右下腹，也可因回盲部病变引起上腹或脐周牵涉痛。疼痛性质一般为隐痛或钝痛，进食易诱发或加重，出现腹痛与排便。这与回盲部病变使胃一回肠反射或胃一结肠反射亢进，使病变肠曲痉挛或蠕动增强有关。排便后疼痛可有不同程度的缓解。增生性肠结核或并发肠梗阻时，有腹部绞痛，伴腹胀。

2．腹泻和便秘腹泻是溃疡性肠结核的主要表现之一。每日排便2—4次，粪便呈糊状或稀水状，不含黏液或脓血，如直肠未受累，无里急后重感。若病变严重而广泛时，腹泻次数可达每日十余次，粪便可有少量黏液、脓液。此外，可伴有便秘，大便呈羊粪状，隔数日再有腹泻。这种腹泻与便秘交替是由于肠结核引起胃肠功能紊乱所致。增生性肠结核多以便秘为主要表现。

3.全身症状和肠外结核表现溃疡型肠结核常有结核毒血症及肠外结核特别是活动性肺结核的临床表现，严重时可出现维生素缺乏、脂肪肝、营养不良性水肿等表现；增生型肠结核全身情况一般较好。

（二）体征患者呈慢性病容、消瘦、苍白。腹部肿块为增生性肠结核的主要体征，常位于右下腹，较固定，质地中等，伴有轻、中度压痛。可有肠鸣音亢进、肠形与蠕动波。当溃疡性肠结核合并有局限性腹膜炎、局部病变肠管与周围组织粘连或同时有肠系膜淋巴结结核时，也可出现腹部肿块。

（三）并发症见于晚期患者，常有肠梗阻、瘘管形成，肠出血少见，也可并发结核性腹膜炎，偶有急性肠穿孔。

【实验室及其他检查】

（一）血液检查血常规检查可有不同程度的贫血，无并发症的患者白细胞计数一般正常。红细胞沉降率多明显增快，可作为评估结核病活动程度的指标之一。

（二）粪便检查粪便多为糊状，一般不混有黏液脓血，显微镜下可见少量脓细胞和红细胞。粪便浓缩有时可查到结核分枝杆菌，对痰菌阴性者有意义。

（三）X 线检查 X 线钡餐造影或钡剂灌肠检查对肠结核的诊断具有重要意义。其 X 线表现主要是肠黏膜皱襞粗乱、增厚、溃疡形成。在溃疡型肠结核，钡剂在病变肠段排空很快，显示充盈不佳，呈激惹状态，而在病变的上、下肠段则钡剂充盈良好，称为 X 线钡影跳跃征象。此外，尚可见肠腔狭窄、肠段缩短变形、回肠盲肠正常角度丧失。

（四）结肠镜检查可直接观察全结肠和回肠末段，内镜下病变肠：黏膜充血、水肿、溃疡形成，可伴有大小及形态各异的炎性息肉、肠腔狭窄等。如果活检找到干酪样坏死性肉芽肿或结核分枝杆菌，则可以确诊。

（五）其他结核菌素试验强阳性及聚合酶链反应（PCR）阳性也有辅助诊断的作用。

【护理】

由于结核病是一种慢性消耗性疾病，只有保证充足的营养供给，提高机体抵抗力，才能促进疾病的痊愈。因此，应向患者及家属解释营养对治疗肠结核的重要性，并与其共同制定饮食计划。给予高热量、高蛋白、高维生素易于消化的食物。腹泻明显的患者应少食乳制品、富含脂肪和粗纤维的食物，以免加快肠蠕动。肠梗阻的患者应禁食。对严重营养不良的患者，应协助医生进行静脉营养治疗，以满足机体代谢需要。每周测量患者的体重，监测有关营养指标，以评价其营养状况。

其他常见症状的护理措施参见有关章节。

第三节　原发性肝癌患者的护理

【概述】

原发性肝癌（pzimary cal″cinoma of the liver）指原发于肝细胞和肝内胆管细胞的癌肿，为我国常见恶性肿瘤之一，其死亡率在消化系统恶性肿瘤中列第三位，仅次于胃癌和食管癌。肝癌在世界各地的发病率虽有所不同，但均有上升趋势。本病可发生于任何年龄，以 40～49 岁为最多，男女之比为 2～5：1。

【临床表现】

起病常隐匿，早期缺乏典型症状。经甲胎蛋白（AFP）普查检出的早期病例无任何症状和体征，称为亚临床肝癌。一旦出现症状而就诊者病程大多已进入中晚期，其主要特征如下：

（一）症状

1．肝区疼痛半数以上患者有肝区疼痛，多呈持续性钝痛或胀痛，由于癌肿迅速生长使肝包膜绷紧所致。若肿瘤侵犯膈，疼痛可放射至右肩；如肿瘤生长缓慢，则无或仅有轻微钝痛。当肝表面癌结节包膜下出血或向腹腔破溃，腹痛突然加剧，可有急腹症的表现，如出血量大，则引起昏厥和休克。

2．消化道症状常有食欲减退、腹胀，也可有恶心、呕吐、腹泻等。

3．全身症状有乏力、进行性消瘦、发热、营养不良，晚期患者可呈恶病质等。少数患者由于癌肿本身代谢异常，进而对机体产生影响引起内分泌或代谢异常，可有自发性低血糖、红细胞增多症、高血钙、高血脂等伴癌综合征。对肝大伴有此类表现的患者，应警惕肝癌的存在。

4. 转移灶症状肿瘤转移之处有相应症状。如转移至肺可引起胸痛和血性胸腔积液；胸腔转移以右侧多见，可有胸腔积液征；骨骼和脊柱转移，可引起局部压痛或神经受压症状；颅内转移可有相应的神经定位症状和体征。

（二）体征

1. 肝大肝呈进行性肿大，质地坚硬，表面及边缘不规则，有大小不等的结节或巨块，常有不同程度的压痛。如癌肿突出于右肋弓下或剑突下，上腹可呈现局部隆起或饱满；如癌肿位于膈面，则主要表现为膈抬高而肝下缘可不大；如压迫血管，致动脉内径变窄，可在腹壁上听到吹风样血管杂音。

2. 黄疸一般在晚期出现，由于肝细胞损害，或癌肿压迫、侵犯肝门附近的胆管，或癌组织和血块脱落引起胆道梗阻所致。

3. 肝硬化征象肝癌伴肝硬化门静脉高压者可有脾大、静脉侧支循环形成及腹水等表现。腹水一般为漏出液，也有血性腹水出现。

（三）并发症

1. 肝性脑病常为肝癌终末期的并发症，约 1 / 3 的患者因此死亡。

2. 上消化道出血约占肝癌死亡原因的 15%。肝癌常因合并肝硬化或门静脉、肝静脉癌栓致门静脉高压，引起食管胃底静脉曲张破裂出血。也可因胃肠道黏膜糜烂、凝血功能障碍等而出血。

3. 肝癌结节破裂出血约 10%的肝癌患者因癌结节破裂出血致死。肝癌组织坏死、液化可致自发破裂，或因外力作用而破裂。如限于包膜下，可形成压痛性包块，破入腹腔可引起急性腹痛和腹膜刺激征。

4. 继发感染本病患者在长期消耗或因放射、化学治疗而致白细胞减少的情况下，抵抗力减弱，加之长期卧床等因素，容易并发各种感染，如肺炎、败血症、肠道感染等。

（四）临床分型、分期 目前临床多采用1977年全国肝癌防治研究协会通过的将肝癌分3型、3期的方案。

1．分型①单纯型：临床和化验检查无明显肝硬化表现者；②硬化型：有明显肝硬化的临床和化验表现者；③炎症型：病情发展迅速，并伴有持续性癌性高热或丙氨酸氨基转移酶（ALT）升高一倍以上者。

2．分期Ⅰ期：无明显肝癌症状与体征者，亦称亚临床期；Ⅱ期：介于Ⅰ期与Ⅲ期之间者；Ⅲ期：有黄疸、腹水、远处转移或恶病质之一者。

【实验室及其他检查】

（一）癌肿标记物的检测

1．甲胎蛋白（AFP） 是诊断肝细胞癌最特异性的标志物，现已广泛用于肝癌的普查、诊断、判断治疗效果和预测复发。普查中阳性发现可早于症状出现8～11个月，肝癌AFP阳性率为70％～90％。AFP浓度通常与肝癌大小呈正相关。在排除妊娠和生殖腺胚胎瘤的基础上，AFP检查诊断肝细胞癌的标准为：①AFP大于500 g／L，持续4周；②AFP由低浓度逐渐升高不降；③AFP在200 μg／L以上的中等水平持续8周。

2．γ-谷氨酰转移酶同工酶Ⅱ 在原发性和转移性肝癌的阳性率可达到90％，特异性达97．1％。在小肝癌中阳性率为78．6％。

3．其他异常凝血酶原（AP）、（AFu）等活性升高。

（二）超声显像可显示直径为2cm以上的肿瘤，对早期定位诊断有较大价值，结合AFP检测，已广泛用于普查肝癌，有利于早期诊断。近年发展的彩色多普勒血流成像可分析测量进出肿瘤的血液，根据病灶供血情况，鉴别病变良性抑或恶性。

（三）电子计算机 X 线体层显像（CT）　CT 可显示 2cm 以上的肿瘤，阳性率在 90％以上。如结合肝动脉造影，或注射碘油的肝动脉造影，对 1cm 以下肿瘤的检出率可达 80％以上，是目前诊断小肝癌和微小肝癌的最佳方法。

（四）X 线肝血管造影选择性腹腔动脉和肝动脉造影能显示直径 1cm 以上的癌结节，阳性率可达 87％以上，结合 AFP 检测的阳性结果，常用于小肝癌的诊断。

（五）放射性核素肝显像用于肿瘤的放射性核素 ^{67}镓或 ^{169}镱，有助于肿瘤的导向诊断。

（六）磁共振显像（MRl）　能清楚显示肝细胞癌内部结构特征，对显示子瘤和瘤栓有价值。

（七）肝穿刺活检近年来在超声或 CT 引导下用细针穿刺癌结节，吸取癌组织检查，癌细胞阳性者即可诊断。

（八）剖腹探查疑有肝癌的病例，经上述检查仍不能证实，如患者情况许可，应进行剖腹探查以争取早期诊断和手术治疗。

【护理 】

（一）饮食护理向患者解释进食的意义，鼓励患者进食。安排良好的进食环境，保持患者口腔清洁，以增加患者的食欲。饮食以高蛋白、适当热量、高维生素为宜，避免摄入高脂、高热量和刺激性食物，使肝脏负担加重。如疼痛剧烈应暂停进食，待疼痛减轻再进食。有恶心、呕吐时，于服用止吐剂后进少量食物，增加餐次，尽量增加摄入量。如有肝性脑病倾向，应减少蛋白质摄入，以免诱发肝昏迷。对晚期肝癌患者，可根据医嘱静脉补充营养，维持机体代谢需要。应及时根据患者营养状况，调整饮食计划。

（二）疼痛的护理

1. 观察疼痛特点　注意经常评估患者疼痛的程度、性质、部位及伴随症状，及时发现和处理异常情况。

2. 指导并协助患者减轻疼痛具体措施参见“胃癌”一章

（三）化疗药物护理根据医嘱给患者应用抗肿瘤的化学药物治疗，注意药物疗效及不良反应，护理措施参见“白血病”一章。鼓励患者保持积极心态，坚持完成化疗。

（四）肝动脉栓塞化疗的护理对实施肝动脉栓塞化疗的患者，应做好术前及术后护理。术前给患者及家属解释有关治疗的必要性、方法和效果，使其减轻对手术的疑虑，配合手术治疗。术后由于肝动脉血供突然减少，可产生栓塞后综合征，即出现腹痛、发热、恶心、呕吐、人血白蛋白降低、肝功能异常等改变，应做好相应护理

1. 术后禁食 2～3 天，逐渐过渡到流质饮食，并注意少量多餐，以减轻恶心、呕吐。

2. 穿刺部位压迫止血 15rain 再加压包扎，沙袋压迫 6h，保持穿刺侧肢体伸直 24h，观察穿刺部位有无血肿及渗血。

3. 密切观察病情变化，多数患者于术后 4～8h 体温升高，持续 1 周左右，是机体对坏死肿瘤组织重吸收的反应。高热者应采取降温措施，避免机体大量消耗。注意有无肝性脑病前驱症状，一旦发现异常，及时配合医生进行处理。

4. 鼓励患者深呼吸、有效排痰，必要时吸氧，以提高血氧分压，利于肝细胞的代谢。

5. 栓塞术 1 周后，常因肝缺血影响肝糖原储存和蛋白质合成，应根据医嘱静脉输注白蛋白，适量补充葡萄糖液。准确记录出入量，以作为补液的依据。

（五）感染的护理观察患者感染征象：密切观察患者体温、脉搏、呼吸及血象改变，询问患者有无咽痛、咳嗽、尿痛等不适，及时发现感染迹象并协助医生进行处理；减少感染的机会病房应减少探视，定期空气、衣物消毒，保持

室内空气新鲜；严格遵循无菌原则进行各项操作，防止交叉感染；指导并协助患者做好皮肤、口腔护理，注意会阴部及肛门的清洁，减少感染的机会。

第四节　肝性脑病患者的护理

【概述】

肝性脑病(hepatic encephalopathy,HE)过去称肝性昏迷(hepatic COma)，是严重肝病引起的、以代谢紊乱为基础的中枢神经系统功能失调的综合病症，其主要临床表现是意识障碍、行为失常和昏迷。若脑病的发生是由于门静脉高压、广泛门腔静脉侧支循环形成所致,则称为门体分流性脑病(poxtal systcmic encephalopathy，PSE)。无明显临床表现和生化异常，仅能用精细的拉力试验和（或）电生理检测才能作出诊断的肝性脑病，称为亚临床或隐性肝性脑病（subclinical or latent HE)。

【临床表现】

肝性脑病的临床表现常因原有肝病的性质、肝细胞损害的轻重缓急以及诱因的不同而很不一致。一般根据意识障碍程度、神经系统表现和脑电图改变，将肝性脑病由轻到重分为四期。

（一）一期（前驱期）　轻度性格改变和行为异常，如欣快激动或淡漠少言、衣冠不整或随地便溺。应答尚准确，但吐词不清楚且较缓慢。可有扑翼样震颤，即嘱患者两臂平伸，肘关节固定，手掌向背侧伸展，手指分开时，可见到手向外侧偏斜，掌指关节、腕关节，甚至肘与肩关节急促而不规则地扑击样抖动。脑电图多数正常。此期历时数日或数周，有时症状不明显，易被忽视。

（二）二期（昏迷前期）　以意识错乱、睡眠障碍、行为异常为主要表现。前一期的症状加重。定向力和理解力均减退，对时间、地点、人物的概念混乱，不能完成简单的计算和智力构图，言语不清、书写障碍、举止反常，并多有睡眠时间倒错，昼睡夜醒，甚至有幻觉、恐惧、狂躁而被视为一般精神病。患者有明显神经体征，如腱反射亢进、肌张力增高、踝阵挛及 Babinsh 征阳性等。此期扑翼样震颤存在，脑电图有特异性异常。患者可出现不随意运动及运动失调。

（三）三期（昏睡期） 以昏睡和精神错乱为主，大部分时间患者呈昏睡状态，但可以唤醒，醒时尚可应答，但常有神志不清和幻觉。各种神经体征持续或加重，肌张力增高，四肢被动运动常有抵抗力，锥体束征常阳性。扑翼样震颤仍可引出，脑电图有异常波形。

（四）四期（昏迷期） 神志完全丧失，不能唤醒。浅昏迷时，对疼痛等强刺激尚有反应，腱反射和肌张力仍亢进，由于患者不能合作，扑翼样震颤无法引出；深昏迷时，各种反射消失，肌张力降低，瞳孔常散大，可出现阵发性惊厥、踝阵挛和换气过度。脑电图明显异常。

以上各期的分界常不清楚，前后期临床表现可有重叠，其程度可因病情发展或治疗好转而变化。少数慢性肝性脑病患者还可因中枢神经系统不同部位有器质性损害而出现暂时性或永久性智能减退、共济失调、锥体束征阳性或截瘫。

亚 f 临床或隐性肝性脑病患者，由于没有临床表现而被视为健康人，但在驾驶各种交通工具时，有发生交通事故的危险。肝功能损害严重的肝性脑病患者有明显黄疸、出血倾向和肝臭，易并发各种感染、肝肾综合征和脑水肿等。

【实验室及其他检查】

（一）血氨正常人空腹静脉血氨为 40～70μg/dl，动脉血氨含量为静脉血的 0．5～2 倍。慢性肝性脑病特别是门体分流性脑病患者多有血氨增高；急性肝衰竭所致脑病的血氨多正常。

（二）脑电图检查典型改变为节律变慢，主要出现普遍性每秒 4—7 次δ波或三相波，也可有每秒 1～3 次的 S 波。对诊断和预后的判断有意义。

（三）简易智力测验测验内容包括书写、构词、画图、搭积木、用火柴搭五角星等，常规使用的数字连接试验和符号数字试验，结果容易计量，便于随访。简易智力测验对于诊断早期肝性脑病包括亚临床肝性脑病最有价值。

【护理】

（一）意识模糊的护理

1．严密观察病情变化密切注意肝性脑病的早期征象，如患者有无冷漠或欣快、理解力和近期记忆力减退、行为异常（哭泣、叫喊、当众便溺）以及扑翼样震颤。观察患者思维及认知的改变，采用给患者刺激，定期唤醒等方法判断其意识障碍的程度。监测并记录患者生命体征及瞳孔变化。定期复查血氨、肝肾功能、电解质。

2．加强临床护理，提供情感支持尽量安排专人护理，训练患者的定向力，利用电视、收音机、报纸、探视者等提供环境刺激。对烦躁患者应注意保护，可加床栏，必要时使用约束带，防止发生坠床及撞伤等意外。在患者清醒时向其讲解意识模糊的原因，安慰患者，尊重患者的人格，切忌嘲笑患者的异常行为。

3．去除和避免诱发因素应协助医生迅速去除本次发病的诱发因素，并注意避免其他诱发因素。

（1）避免应用催眠镇静药、麻醉药等，因其可直接抑制大脑和呼吸中枢，造成缺氧。脑细胞缺氧又可降低脑对氨毒的耐受性。

（2）避免快速利尿和大量放腹水，及时处理严重的呕吐和腹泻，以防止有效循环血容量减少、大量蛋白质丢失及水电解质平衡紊乱，加重肝脏损害。

（3）防止感染，机体感染一方面加重肝脏吞噬、免疫和解毒功能的负荷，另一方面使组织分解代谢提高而增加产氨和机体耗氧量。故发生感染时，应遵医嘱及时、准确地应用抗生素，有效控制感染。

（4）禁止大量输液，过多液体可引起低血钾、稀释性低血钠、脑水肿等，从而加重肝性脑病。

（5）保持大便通畅，防止便秘。肝性脑病患者由于肠蠕动减弱、长期卧床等因素，易发生便秘。便秘使含氨、胺类和其他有毒物质与结肠黏膜接触时间延长，促进毒物的吸收，可采用灌肠和导泻的方法清除肠内毒物。灌肠应使用生理盐水或弱酸性溶液（生理盐水 1～2L 加用食醋 100ml）；忌用肥皂水，因其为碱性，可增加氨的吸收。

（6）积极预防和控制上消化道出血，上消化道出血可使肠道产氨增多，从而使血氨增高而诱发本病，故出血停止后也应灌肠和导泻，以清除肠道内积血，减少氨的吸收。

（7）禁食或限食者，避免发生低血糖。因葡萄糖是大脑产生能量的重要燃料，低血糖时能量减少，脑内去氨活动停滞，氨的毒性增加。

4. 合理饮食因食物中的蛋白质可被肠菌的氨基酸氧化酶分解产生氨，故肝性脑病患者应限制蛋白质的摄入。在发病开始数日内禁食蛋白质，每日供给足够的热量和维生素，以碳水化合物为主要食物，可口服蜂蜜、葡萄糖、果汁、面条、稀饭等。昏迷患者以鼻饲 25%葡萄糖液供给热量。以减少体内蛋白质分解。糖类可促使氨转变为谷氨酰胺，有利于降低血氨。注意胃排空不良时应停止鼻饲，改用深静脉插管滴注 25%葡萄糖溶液维持营养。患者神志清楚后，可逐步增加蛋白质饮食，每天 20g，以后每 3～5 天增加 10g，但短期内不能超过 40—50g / d，以植物蛋白为好。因植物蛋白含支链氨基酸较多，而含蛋氨酸、芳香族氨基酸较少，且能增加粪氮排泄。此外，植物蛋白含非吸收性纤维，被肠菌酵解产酸有利于氨的排除，并有利于通便。脂肪可延缓胃的排空，应尽量少用。不宜用维生素 B6，因其可使多巴在周围神经处转为多巴胺，影响多巴进入脑组织，减少中枢神经系统的正常传导递质。

5．用药护理

（1）应用谷氨酸钾和谷氨酸钠时，两者比例应根据血清钾、钠浓度和病情而定。患者尿少时少用钠剂，明显腹水和水肿时慎用钠剂。

（2）应用精氨酸时，滴注速度不宜过快，否则可出现流涎、呕吐、面色潮红等反应。因精氨酸呈酸性，含氯离子，不宜与碱性溶液配伍使用。

（3）乳果糖因在肠内产气较多，可引起腹胀、腹绞痛、恶心、呕吐及电解质紊乱等，应用时应从小剂量开始。

（4）长期服用新霉素的患者中少数可出现听力或肾功能损害，故服用新霉素不宜超过一个月，用药期间应做好听力和肾功能的监测。

（5）大量输注葡萄糖的过程中，必须警惕低钾血症、心力衰竭和脑水肿。

6．昏迷患者的护理

（1）患者取仰卧位，头略偏向一侧以防舌后坠阻塞呼吸道。

（2）保持呼吸道通畅，深昏迷患者应作气管切开以排痰，保证氧气的供给。

（3）做好口腔、眼部的护理，对眼睑闭合不全角膜外露的患者可用生理盐水纱布覆盖眼部。保持床褥干燥、平整，定时协助患者翻身，按摩受压部位，防止压疮。

（4）尿潴留患者给予留置导尿，并详细记录尿量、颜色、气味。

（5）给患者做肢体的被动运动，防止静脉血栓形成及肌肉萎缩。

（二）照顾者角色困难的护理

1．评估照顾者存在的困难和应对能力　与照顾者建立良好的关系，了解他们的基本情况，如年龄、教育程度、护理知识、经济实力、在家庭中的地位等，以及存在的具体困难，如时间上、体力上、经济上、照顾知识和能力上的困难，或是家庭成员间的关系等，以正确估计照顾者所具备的应对能力。

2．给照顾者提供各种社会支持对照顾者表示关心和信任，给予情感上的支持。对其照顾患者所起的重要作用给予积极肯定，使其确定自我价值。与照顾者讨论其他可能的资源和社会支持，如患者的工作单位、居委会等。告诉照顾者一些可以利用的条件，如社区服务设施、交通情况等。帮助解决经济上的困难或安排人力分担照顾任务。

3. 协助照顾者制定照顾计划　与照顾者一起讨论护理问题，让其了解本病的特点，做好充分的心理准备。帮助照顾者合理安排时间，制定一个切实可行的照顾计划，将各种需要照顾的内容和方法进行讲解和示范，帮助照顾者进入角色。

第三章　循环系统疾病患者的护理

第一节　原发性高血压患者的护理

【概述】

原发性高血压（primary hypeension）是指病因未明的、以体循环动脉血压升高为主要表现的临床综合征，是最常见的心血管疾病。可分为原发性和继发性两大类。长期高血压可成为多种心血管疾病的重要危险因素，并影响重要脏器如心、脑、肾的功能，最终可导致这些器官的功能衰竭。原发性高血压占高血压患者总数的95%以上，须与继发性高血压相区别，后者约占5%，其血压升高只是某些疾病的临床表现之一。流行病学调查证明，人群中血压水平呈连续性分布，正常血压和高血压的划分并无明确界限。目前，我国采用国际上统一的诊断标准，即在非药物状态下，收缩压高于140mmHg和（或）舒张压高于90mmHg。我国流行病学调查显示，高血压患病率呈明显上升趋势，城市高于农村，北方高于南方，男女两性高血压患病率差别不大，青年期男性略高于女性，中年后女性稍高于男性。

【临床表现】

（一）一般表现原发性高血压通常起病缓慢，早期多无症状，偶于体检时发现血压升高，少数患者则在出现心、脑、肾等并发症后才被发现。高血压患者可有头痛、头晕、心悸、耳鸣、失眠、疲劳等症状，但并不一定与血压水平相关。体检时可闻及主动脉瓣区第二心音亢进，长期持续高血压可有左心室肥厚并可闻及第四心音。

（二）并发症随病程进展，血压持久升高可导致心、脑、肾、血管等靶器官受损的表现。

1. 脑部表现头痛、头晕为常见，长期高血压可形成小动脉的微小动脉瘤，血压骤然升高可引起破裂而致脑出血。高血压也促使动脉粥样硬化发生，可引起短暂性脑缺血发作及脑动脉血栓形成。血压极度升高可发生高血压脑病，血压降低即可逆转。

2. 心脏血压长期升高使左心室后负荷过重，左心室肥厚扩大，最终导致充血性心力衰竭。高血压还可促使冠状动脉粥样硬化的形成及发展，并使心肌耗氧量增加，患者可出现绞痛、心肌梗死甚至猝死。

3. 肾脏长期血压升高使肾小球人球小动脉硬化，肾实质缺血，导致进行性肾硬化，并加速肾动脉粥样硬化的发生。可出现蛋白尿、肾功能损害，肾衰竭较少见。

4. 血管除心、脑、肾血管病变外，严重高血压可促使主动脉夹层形成并破裂，发生生命危险。

（三）高血压急症

1. 恶性高血压临床特点：①发病较急骤，多见于中、青年；②舒张压持续大于 130mmHg；③头痛、视力模糊、眼底出血、渗出或视盘水肿；④肾脏损害突出，表现为持续蛋白尿、血尿、管型尿，并可伴肾功能不全；⑤进展迅速，如不给予及时治疗，预后不佳，可死于肾衰竭、脑卒中或心力衰竭。其发病机制尚不清楚，可能与治疗不及时或治疗不当有关。

2. 高血压危象在高血压病程中，血压显著升高，以收缩压升高为主。出现头痛、烦躁、眩晕、心悸、气急、恶心、呕吐、视力模糊等症状。危象发作时交感神经活动亢进，血中儿茶酚胺升高。

3. 高血压脑病表现为血压极度升高的同时伴有严重头痛、呕吐、神志改变，轻者可仅有烦躁、意识模糊，重者可发生抽搐、昏迷。其发生机制可能为过高的血压突破了脑血管的自身调节机制导致脑灌注过多，引起脑水肿。

【护理】

（一）头痛的护理

（1）观察患者头痛的程度、持续时间，是否伴有头晕、耳鸣、恶心、呕吐等症状。

（2）减少引起或加重头痛的因素保持病室安静，光线柔和，尽量减少探视，保证充足的睡眠。护理人员操作亦相对集中，动作轻巧，防止过多干扰患者。嘱患者卧床休息，抬高床头，改变体位时动作要慢。避免劳累、情绪激动、精神紧张、吸烟、酗酒、环境嘈杂、不规律服药等。安慰患者，向患者解释头痛主要与血压升高有关，血压恢复正常后可减轻或消除。嘱患者合理安排休息与工作。

（3）指导患者使用放松技术如心理训练、音乐治疗、缓慢呼吸等。

（4）用药护理遵医嘱给予降压药物治疗，测量用药后的血压以判断疗效，注意观察药物副作用。使用噻嗪类和袢利尿剂时应注意补钾，防止低钾血症；使用β受体阻滞剂应注意其抑制心肌收缩力、心动过缓、房室传导时间延长、支气管痉挛、低血糖、血脂升高的副作用；钙通道阻滞剂硝苯地平的副作用有头痛、面红、下肢浮肿、心动过速；血管紧张素转换酶抑制剂可有头晕、乏力、咳嗽、肾功能损害等副作用。

（二）警惕急性低血压反应服降压药后如有晕厥、恶心、乏力时，立即平卧，头低足高位，以促进静脉回流，增加脑部血流量；避免体位突然改变，服药后不要站立太久，因长时间站立会使腿部血管扩张，血液淤积于下肢，脑部血流量减少；避免用过热的水洗澡或蒸气浴，防止周围血管扩张导致晕厥。

（三）避免受伤患者有头晕、眼花、耳鸣等症状时应卧床休息，上厕所或外出时有人陪伴，若头晕严重，应协助在床上大小便。伴恶心、呕吐的患者，应将痰盂放在患者伸手可及处，呼叫器也应放在患者手边，防止取物时摔倒。必要时病床加用床档。

（四）高血压急症的护理

(1)避免危险因素向患者耐心解释保持良好的心理状态和遵医嘱服药对于预防高血压急症的重要意义。

(2)病情监测定期监测血压，发现血压急剧升高、剧烈头痛、呕吐、大汗、视力模糊、面色及神志改变、肢体运动障碍等症状，立即通知医师。

(3)绝对卧床休息抬高床头，减轻脑水肿，避免一切不良刺激和不必要的活动，协助生活护理。保持呼吸道通畅，吸氧。安定患者情绪，必要时用镇静剂。连接好心电、血压、呼吸监护。迅速建立静脉通道，遵医嘱尽早准确给药，如硝普钠静滴过程中应避光，调整给药速度，严密监测血压；脱水剂滴速宜快等。

第二节　病毒性心肌炎患者的护理

【概述】

病毒性心肌炎(viral myocarditis)是由病毒感染引起的心肌炎症性病变，现患率约为4%～10%。多见于儿童、青少年，成人患此病者也不罕见。

【临床表现】

病毒性心肌炎Ⅰ临床表现差异很大，轻者可无明显症状，重者可并发严重心律失常、心力衰竭、心源性休克。

（一）病毒感染症状在发现心肌炎前1～3周，患者常有发热、全身倦怠感等感冒样症状或呕吐、腹泻等消化道症状。

（二）心脏受累症状常出现心悸、胸闷、呼吸困难、心前区隐痛、乏力等表现。重者甚至出现阿-斯综合征、心源性休克。

（三）主要体征可见与发热程度不平行的心动过速，各种心律失常，心尖部第一心音减弱、出现第三心音，舒张期奔马律。或有颈静脉怒张、浮肿、肺部啰音及心脏扩大等心力衰竭体征。

【护理】

（一）一般护理

1. 创造良好的休养环境保持环境安静，限制探视人员，减少不必要的干扰，保证患者充分的休息和睡眠。

2. 休息与活动反复向患者解释急性期卧床休息可减轻心脏负荷，减少心肌耗氧，有利于心功能的恢复，防止病情恶化或转为慢性病程。患者常需卧床休息数周至 2—3 个月，直至症状消失，血清心肌酶、抗体滴定度、红细胞沉降率等恢复正常后方可逐渐增加活动量。出现频发期前收缩、房室传导阻滞等心律失常时，应延长卧床休息时间。协助患者满足生活需要。

3. 活动中监测病情稳定后，与患者及家属一起制订并实施每日活动计划，严密监测活动时心率、心律、血压变化，若活动后出现胸闷、心悸、呼吸困难、心律失常等，应停止活动，以此作为限制最大活动量的指征。

4. 心理护理告诉患者体力恢复需要一段时间，不要急于求成。当活动耐力有所增加时，应及时给予鼓励。对不愿活动或害怕活动的患者，应给予心理疏导，督促患者完成耐力范围内的活动量。或采取小组活动的方式，为患者提供适宜的活动环境和氛围，激发患者活动的兴趣。

（二）密切观察、积极防止心力衰竭潜在并发症的发生

1. 病毒性心肌炎患者可发生心力衰竭，应指导患者尽量避免呼吸道感染、剧烈运动、情绪激动、饱餐、妊娠、寒冷、用力排便等诱发因素。

2. 密切观察生命体征、尿量、意识、皮肤黏膜颜色，注意有无呼吸困难、咳嗽、易疲劳、颈静脉怒张、水肿、奔马律、肺部湿啰音等表现。一旦发生，

立即汇报医师，遵医嘱正确使用利尿剂、血管扩张剂。对于应用洋地黄的患者，应特别注意其毒性反应，因为心肌炎时心肌细胞对洋地黄的耐受性差。

（三）防治心律失常病毒性心肌炎患者半数以上可出现各种类型的心律失常，故急性期应心电监护，注意心率、心律、心电图变化，同时准备好抢救仪器及药物，一旦发生严重心律失常，立即遵医嘱给予抗心律失常药物或配合临时起搏、电复律等。

第三节 心肌梗死患者的护理

【概述】

心肌梗死（myocardialinfarCTion）是指心肌缺血性坏死。因冠状动脉供血急剧减少或中断，使相应的心肌严重而持久地缺血缺氧导致心肌坏死。临床上表现为持久的胸骨后剧烈疼痛、发热、白细胞计数和心肌酶增高、心电图进行性改变；可发生心律失常、休克或心力衰竭，属冠心病的严重类型。本病男性多于女性，男：女之比约为2．5：1。40岁以上占绝大多数。冬春两季发病较多，北方地区较南方地区为多。其发病的危险因素有原发性高血压、高脂血症、糖尿病、吸烟等。

【临床表现】

与心肌梗死面积的大小、部位、侧支循环情况密切相关。

（一）先兆有50%～81．2%的患者在起病前数日或数周有乏力、胸部不适、活动时心悸、气急、烦躁等前驱症状，其中以初发型心绞痛或恶化型心绞痛最为突出。心绞痛发作较以往频繁，程度重，时间较长，硝酸甘油疗效较差，诱发因素不明显。心电图呈现明显缺血性改变。及时处理先兆症状，可使部分患者避免发生心肌梗死。

（二）症状

1. 疼痛为最早出现的最突出的症状。其性质和部位与心绞痛相似，但多无明显诱因，且程度更剧烈，常呈难以忍受的压榨、窒息或烧灼样，伴有大汗、烦躁不安、恐惧及濒死感，持续时间可长达数小时或数天，服硝酸甘油无效。部分患者疼痛可向上腹部、下颌、颈部、背部放射而被误诊。少数急性心肌梗死患者可无疼痛，一开始即表现为休克或急性心力衰竭。

2. 全身症状有发热，体温可升高至38℃左右，持续约1周。伴心动过速或过缓。

3. 胃肠道症状疼痛剧烈时常伴恶心、呕吐和上腹胀痛。

4. 心律失常见于75%～95%的患者，多发生在起病1～2周内，尤以24h内最多见。各种心律失常中以室性心律失常为主，尤其是室性期前收缩。频发的、成对出现的、多源性或呈R on T现象的室性期前收缩以及短阵室性心动过速常为心室颤动的先兆。下壁梗死易发生房室传导阻滞。

5. 休克主要为心源性休克。休克多在起病后数小时至1周内发生，发生率为20%左右。患者表现为面色苍白、皮肤湿冷、脉细而快、大汗淋漓、烦躁不安、尿量减少，严重者可出现昏迷。近年来由于早期采用冠状动脉再通的措施，使心肌坏死的面积及时缩小，从而使休克的发生率大幅度下降。

6. 心力衰竭　主要为急性左心衰竭，可在起病最初几天内发生，或在梗死演变期出现。其发生率约为32%～48%。患者表现为呼吸困难、咳嗽、烦躁、发绀等，重者出现肺水肿，随后可发生颈静脉怒张、肝大、水肿等右心衰体征。右心室心肌梗死者可一开始即出现右心衰竭表现，伴血压下降。

（三）体征

1. 心脏体征心脏浊音界可正常或轻至中度增大。心率多增快，也可减慢；心律不齐；心尖部第一心音减弱，可闻及第四心音奔马律；部分患者在心前区可闻及收缩期杂音或喀喇音，为二尖瓣乳头肌功能失调或断裂所致；亦有部分患者在起病 2～3d 出现心包摩擦音，为反应性纤维化心包炎所致。

2．血压除急性心肌梗死早期血压可增高外，几乎所有患者都有血压降低。

3．其他当伴有心律失常、休克、心力衰竭时可出现相应的体征。

（四）并发症

1．乳头肌功能失调或断裂二尖瓣乳头肌因缺血、坏死等使收缩功能发生障碍，造成二尖瓣脱垂及关闭不全。轻者可以恢复，重者可严重损害左心功能致使发生急性左心衰竭，最终导致死亡。

2．心脏破裂较少见，常在起病 1 周内出现。

3．栓塞见于起病后 1～2 周，如为左心室附壁血栓脱落所致，则引起脑、肾、脾或四肢等动脉栓塞。由下肢静脉血栓脱落所致，则产生肺动脉栓塞。

4．心室壁瘤　或称室壁瘤，主要见于左心室，发生率 50%～20%。较大的室壁瘤体检时可有左侧心界扩大，心脏搏动较广泛。心电图示 ST 段持续抬高。室壁瘤可导致左心衰竭、心律失常、栓塞等。

（五）心肌梗死后综合征发生率约 10%。于心肌梗死后数周至数月内出现，表现为心包炎、胸膜炎或肺炎，有发热、胸痛等症状，可能为机体对坏死物质的过敏反应。

【护理 】

（一）休息与活动

1．休息急性期应绝对卧床休息，保持环境安静，限制探视人员，减少干扰。急性期卧床休息可减轻心脏负荷，减少心肌氧耗量，缩小梗死范围，有利于心功能的恢复；病情稳定后逐渐增加活动量可促进侧支循环的形成，提高活动耐力，防止深静脉血栓形成、便秘、肺部感染等并发症。

2．活动是一个渐进的过程，既不能过度活动，也不能因担心病情而不活动。

根据病情和患者活动过程中的反应，逐渐增加活动量、活动持续时间和次数。若有并发症，则应适当延长卧床时间。

第 1 周内：前 3 天绝对卧床休息，可进行腹式呼吸、擦脸、关节被动运动。协助做好口腔、饮食、卫生、大小便护理等。第 4d 起可进行关节主动运动，座位洗漱、进餐，床上静坐，床边使用坐便器。开始起坐时动作应缓慢，防止直立性低血压。

第 2 周：坐椅子上就餐、洗漱等，由坐床边、床边站立逐步过渡到床边步行、病室内行走、室外走廊散步，做医疗体操。

第 3 周：在帮助下洗澡、上厕所，试着上下一层楼梯。

第 4 周起：若病情稳定，体力增进，可考虑出院，或考虑行冠状动脉造影检查，进一步行 PTCA 及支架治疗或冠脉搭桥术。开始进行康复训练时，必须在医务人员监测下进行，最好有心电监护。运动以不引起任何不适为度，心率增加 10～20 次 / min 为正常反应，运动时心率增加小于 10 次 / min 可加大运动量，进入高一阶段的训练。若运动时心率增加超过 20 次 / min，收缩压降低超过 15mmHg，出现心律失常或心电图 sT 段缺血型（下降 0. 1mV 或上升 0. 2mV），则应退回到前一运动水平，若仍不能纠正，应停止活动。

（二）给氧　间断或持续高流量吸氧，以增加心肌氧的供应。

（三）保持大便通畅

1. 注意观察患者排便次数、性状、排便难易程度，平时有无习惯性便秘，是否已服通便药物，是否适应床上排便等。向患者解释床上排便对控制病情的重要意义。指导患者不要因怕弄脏床单而不敢床上排便，或因为怕床上排便而不敢进食，从而加重便秘的危险。患者排便时应提供隐蔽条件，如屏风遮挡。

2. 指导患者采取通便措施。如进食清淡易消化含纤维素丰富的食物；每日清晨给予蜂蜜 20ml 加适量温开水同饮；适当腹部按摩（按顺时针方向）以促进肠蠕动；遵医嘱给予通便药物如麻仁丸、果导等。嘱患者勿用力排便，病情允许时，尽量使用床边坐便器，必要时含服硝酸甘油，使用开塞露。

（四）准确应用止痛剂遵医嘱给予吗啡或哌替啶止痛，给予硝酸甘油或硝酸异山梨酯，烦躁不安者可肌注地西泮，并及时询问患者疼痛及其伴随症状的变化情况，注意有无呼吸抑制、脉搏加快等不良反应，随时监测血压的变化。

（五）溶栓治疗的护理迅速建立两条静脉通道，保持输液通畅。心肌梗死不足 6h 的患者，可遵医嘱给予溶栓治疗。其护理包括：询问患者是否有脑血管病、活动性出血、消化性溃疡、近期大手术或外伤病史等溶栓禁忌证；溶栓前先检查血常规、血小板、出凝血时间和血型，配血备用；准确、迅速地配制并输注溶栓药物；观察患者用药后有无寒战、发热、皮疹等过敏反应，是否发生皮肤、黏膜及内脏出血等副作用，一旦出血严重应立即中止治疗，紧急处理。使用溶栓药物后，应定时描记心电图、抽血查心肌酶，询问患者胸痛有无缓解。判断溶栓是否成功的指征如下。

1．胸痛 2h 内基本消失。

2．心电图抬高的 sT 段于 2h 内回降大于 50％。

3．2h 内出现再灌注性心律失常。

4．血清 CK-MB 酶峰值提前出现（14h 以内），或根据冠状动脉造影直接判断冠脉是否再通。

【心理护理】

当患者胸痛剧烈时应尽量保持有一名护士陪伴在患者身旁，允许患者表达出内心的感受，接受患者的行为反应如呻吟、易激怒等。同情、安慰患者，耐心向患者介绍 CCU 的环境、监护仪的作用等，帮助患者树立战胜疾病的信心。

解释不良情绪会增加心脏负荷和心肌耗氧量，不利于病情的控制。医护人员应以一种紧张但有条不紊的方式进行工作，避免慌张、忙乱，以免患者产生不信任感和不安全感。更不要在患者面前讨论其病情。注意观察病情变化，预防并发症的发生。急性期持续心电监护，发现频发室性期前收缩，多源性的、成对的、呈 RonT 现象的室性期前收缩或严重的房室传导阻滞时，应立即通知医师，遵医嘱使用利多卡因等药物，警惕室颤或心脏停搏的发生。监测电解质和酸碱平衡状况，因电解质紊乱或酸碱平衡失调时更容易并发心律失常。准备好急救药物和抢救设备如除颤器、起搏器等，随时准备抢救。急性心肌梗死患者在起病最初几天内甚至在梗死演变期可发生心力衰竭，特别是左心衰竭。应严密观察患者有无呼吸困难、咳嗽、咳痰、尿少等表现，听诊肺部有无湿性啰音；避免情绪烦躁；饱餐、用力排便等可加重心脏负担的因素，一旦发生，立即按心力衰竭进行处理。

第四节　亚急性感染性心内膜炎患者的护理

【概述】

亚急性感染性心内膜炎，各年龄组均可发生，但婴幼儿罕见。近年来平均发病年龄为 45 岁左右。

【临床表现】

（一）全身性感染的表现起病隐匿，可有全身不适、乏力、食欲不振、面色苍白、体重减轻等非特异性症状。弛张性低热，体温多在 37．5～39℃之间，午后和晚上较高，伴寒战和盗汗。头痛、背痛和肌肉关节痛亦常见。

（二）心脏受累的表现取决于原有心脏病的种类和感染病程中赘生物所引起的新的瓣膜病变。绝大多数（约 90%）患者有病理性杂音，杂音性质的改变仍为本病特征性表现，与赘生物的生长和分裂、脱落有关，但并不多见。腱索断裂或瓣叶穿孔是迅速出现新杂音的重要因素。主要的并发症是充血性心力衰竭。

（三）周围体征多为非特异性，近年已不多见，其原因可能是微血管炎和微栓塞。包括以下几点：

1. 淤点可出现于任何部位，以锁骨以上皮肤，口腔黏膜和结合膜更常见。常成群出现，持续数天后可消失，又可重新出现。

2. 指（趾）甲下出血较少见，呈条纹状。

3. Osler 结节分布于手指或足趾末端的掌面、足底或大小鱼际处，呈红色或紫色痛性结节，略高出皮肤。

4. Janeways 结节是位于手掌或足底的无压痛小结节。

5. 杵状指、趾仅见于 20% 的亚急性病程超过 6 周者，无特异性。

（四）栓塞多见于病程后期，但在约 1 / 3 的患者中是首发症状。

1. 脑包括脑栓塞、脑出血（细菌性动脉瘤破裂引起）和弥漫性脑膜炎。患者可有神志和精神改变、视野缺损、失语、吞咽困难、瞳孔大小不对称、轻偏瘫、抽搐或昏迷等表现。

2. 肾常出现腰痛、血尿等，严重者可有肾功能不全。

3. 脾栓塞时，患者出现左上腹剧痛，呼吸或体位改变时加重。

4. 肺常发生突然胸痛、气急、发绀、咯血。

5. 其他动脉的栓塞冠状动脉栓塞可引起急性心肌梗死；肠系膜动脉栓塞表现如急腹症；肢体动脉栓塞表现为受累肢体变白或发绀、肤温降低、疼痛、动脉搏动减弱或消失。

（五）其他贫血较常见，多为轻、中度，晚期患者可中度贫血。脾大，见于 30% 的病程超过 6 周的患者。

【护理】

（一）密切观察体温及皮肤黏膜变化每 4～6h 测量体温一次，准确绘制体温曲线，以正确反映动态变化，判断病情进展及治疗效果。仔细观察患者有无皮肤瘀点、甲床下出血、Osier 结合 Janeways 结等皮肤黏膜病损及其消退情况。

（二）正确采集血液标本如血培养加药物敏感试验、白细胞计数、红细胞沉降率等。尤其是正确留取合格的血培养标本如下。

1．未经治疗的亚急性患者应在第 1 日间隔 1h 采血 1 次，共 3 次。如次日未见细菌生长，重复采血 3 次后，开始抗生素治疗。

2．已经用过抗生素者停药 2～7 天后采血，必要时需补充特殊营养或者采用特殊培养技术，以提高血培养阳性率。

3．采血时间选在寒战或体温正在升高时，每次采血量 10ml 左右，做需氧和厌氧菌培养，至少应培养 3 周。告诉患者暂时停用抗生素和反复多次采血培养的必要性，以便于消除患者恐惧心理、取得患者的理解和配合。

（三）饮食护理给予高热量、高蛋白、高维生素、易消化的半流质或软食，以补充发热引起的肌体耗竭；注意变换烹调风味，做好口腔护理，以增进食欲。

（四）发热护理高热患者卧床休息，给予物理降温，及时记录物理降温后的体温变化。患者出汗多时应随时注意防止患者因频繁更换衣服而受凉。

（五）抗生素应用的护理遵医嘱给予抗生素治疗，密切观察用药效果，告诉患者病原体隐藏在赘生物内和皮下，需要坚持大剂量全疗程长时间应用才能杀灭，严格按照规定的时间点用药，以确保维持有效的血药浓度。注意保护静脉，可使用静脉留置针以避免多次穿刺、增加患者痛苦。注意观察药物可能产生的副作用和毒性反应，一旦出现及时报告医生。

（六）其他积极观察并防治栓塞、心力衰竭等并发症的发生。

第四章 神经系统疾病患者的护理

第一节 急性脊髓炎患者的护理

【概述】

急性脊髓炎（acute myelitis）为急性非特异性局限于数个节段的脊髓炎症。常在感染后或疫苗接种后患病，表现为病变水平以下肢体运动障碍，各种感觉缺失以及自主神经功能障碍。当病变迅速上升波及高颈段脊髓或延髓时，称为上升性脊髓炎；若脊髓内有两个以上散在病灶，称为播散性脊髓炎。

【临床表现】

任何年龄均可发病，以青壮年多见，无性别差异，一年四季散在发病。病前1～2周多有上呼吸道感染、腹泻等症状，或有疫苗接种史。受凉、过劳、外伤等常为发病诱因。起病较急，多数患者在2～3日内、部分患者在1周内症状发展至高峰。双下肢麻木、无力为首发症状。由于受累脊髓的肿胀和脊膜受牵拉，常出现病变部位有背痛、病变节段束带感。典型的临床表现为病变以下肢体瘫痪、感觉缺失和括约肌功能障碍。严重者多出现断联休克（脊髓休克），即瘫痪肢体肌张力降低，腱反射消失，病理反射引不出，尿潴留等。也可有其他自主神经功能障碍，如多汗或少汗，皮肤营养障碍等。休克期一般为2—4周，并发肺炎、泌尿系感染或压疮者，可延长至数月。若无并发症，可2周后进入恢复期，表现为瘫痪肢体肌张力增高，腱反射亢进，病理反射出现。肌力恢复常自远端开始，感觉障碍的平面逐渐下降。上升性脊髓炎起病急，病情发展迅速，可出现吞咽困难，构音障碍，呼吸肌麻痹，甚至死亡。

【护理 】

（一）饮食护理给予高蛋白、高维生素且易消化的饮食，供给足够的热量与水分，多吃蔬菜、水果，以刺激肠蠕动，减轻便秘和肠胀气。

（二）预防并发症保持肢体功能位置，并辅以理疗、针灸、按摩等，防止关节变形和肌肉萎缩；全身温水擦拭，每2～3h翻身一次，保持床单整洁干燥，避免皮肤的机械性刺激和骨突处受压，防止褥疮发生；鼓励咳嗽和深呼吸，协助饭后漱口，保持口腔清洁，预防口腔和肺部感染。

（三）病情监测评估患者运动和感觉障碍的平面是否上升；观察患者是否存在呼吸费力、吞咽困难和发音障碍；注意有无药物治疗所致不良反应。

（四）心理护理患者常因突然瘫痪、生活不能自理而感到沮丧，因担心自己能否重新站起来，能否回归社会继续工作，害怕自己成为家庭的包袱，产生出不良情绪。护士应善于观察患者的心理反应，关心、体贴、尊重患者，多与他们交谈，倾听他们的感受，帮助他们了解本病的治疗、护理及预后等相关知识，肯定和鼓励他们的每一点进步，使他们获得成功感，增强战胜疾病的信心。

（五）康复护理与患者及家属共同制定康复训练计划；提供必要的康复器械和安全防护设施；指导患者早期进行肢体的被动与主动运动；评估患者日常生活活动的依赖程度，鼓励循序渐进、持之以恒的肢体功能锻炼，促进早日康复。

（六）急性脊髓炎的患者早期脊髓休克，常出现尿潴留进入恢复期后感觉障碍平面逐渐下降，膀胱容量开始缩小，尿液充盈到300～400ml时即自动排尿；护士应观察排尿的方式、次数与量，了解膀胱是否膨隆，区分是尿潴留还是充溢性尿失禁。对于排尿困难的患者可给予膀胱区按摩、热敷或行针灸、穴位封闭等治疗，促使膀胱肌收缩；充溢性尿失禁的患者要保持床单整洁、干燥，勤换、勤洗，保护会阴部和臀部皮肤免受尿液刺激，必要时行体外接尿或留置导尿管。留置尿管的患者要防止上行感染；严格无菌操作；定期更换尿管和接尿袋；每天进行尿道口的清洗和消毒；观察尿的颜色、性质与量；注意有无血尿、脓尿或结晶尿；每3～4小时开放尿管一次，以训练膀胱排尿功能；鼓励患者多喝水，2500～3000ml／d，以稀释尿液，促进代谢产物的排泄。

第二节　短暂性脑缺血发作患者的护理

【概述】

短暂脑缺血发作（TIA）是指颅内血管病变引起的一过性或短暂性、局灶性脑或视网膜功能障碍，症状一般持续10～15min，多在1h内恢复，最长不超过24h，可反复发作，不留神经功能缺损的症状和体征。

【临床表现】

（一）短暂脑缺血发作（TIA）　发作好发于老年人，男性多于女性。

（二）临床特征

1．突然发作。

2．历时短暂，一般持续10～15min，多在1h内恢复，最长不超过24h。

3．局灶性脑或视网膜功能障碍的症状。

4．完全恢复，不留神经功能缺损体征。

5．常有反复发作的病史。

（三）TIA的症状取决于受累血管的分布。

1．颈动脉系统TIA常表现为单眼或大脑半球症状。视觉症状表现为一过性黑蒙、雾视、视野中有黑点等，大脑半球症状多为一侧面部或肢体的无力或麻木。一过性单眼盲是颈内动脉分支眼动脉缺血的特征性症状，优势半球缺血时可有失语。

2．椎-基底动脉系统TIA通常表现为眩晕、头晕、构音障碍、发作性跌倒、共济失调、复视、眼球震颤、交叉性运动或感觉障碍、偏盲或双侧视力障碍。

一侧脑神经麻痹,对侧肢体瘫痪或者感觉障碍为椎-基底动脉系统 TIA 的典型表现。

【护理】

（一）安全护理无论颈内动脉系统 TIA 还是唯一基底动脉系统 TIA，发作时患者因为一过性失明或眩晕，容易跌倒和受伤，应指导患者合理休息与运动，并采取适当的防护措施。发作时卧床休息，注意枕头不宜太高（以抬高 15°～20° 为宜），以免影响头部的血液供应；仰头或头部转动时应缓慢、动作轻柔，转动幅度不要太大，防止因颈部活动过度或过急导致发作而跌伤。频繁发作的患者应避免重体力劳动，必要时如厕、沐浴以及外出活动时应有家人陪伴。

（二）运动指导规律的体育锻炼可以改善心脏功能、增加脑血流量、改善微循环，也可以降低已升高的血压，控制血糖水平和降低体重。因此，应鼓励患者增加及保持适当的体育运动，如散步、慢跑、踩脚踏车等，指导患者注意运动量和运动方式，选择适合个体的文体活动，做到劳逸结合。

（三）用药护理患者遵医嘱正确服药，不能随意更改、终止或自行购药服用。告知患者药物的作用机制、不良反应观察及用药注意事项。如肝素抗凝治疗时可出现皮肤出血点及青紫斑，个别患者甚至可诱发消化道出血，应密切观察有无出血倾向；使用阿司匹林、氯吡格雷或奥扎格雷等抗血小板聚集剂治疗时，可出现食欲不振、皮疹或白细胞减少等不良反应，发现异常情况应及时报告医生处理。

（四）病情观察频繁发作的患者应注意观察和记录每次发作的持续时间、间隔时间和伴随症状，观察患者肢体无力或麻木是否减轻或加重，有无头痛、头晕或其他脑功能受损的表现，警惕完全性缺血性脑卒中的发生。

第三节　脑梗死患者的护理

脑梗死又称缺血性脑卒中。包括脑血栓形成、腔隙性梗死和脑栓塞等，是指因脑部血液循环障碍，缺血、缺氧所致的局限性脑组织的缺血性坏死或软化。引起脑梗死的主要原因是供应脑部血液的颅内或颅外动脉发生闭塞性病变而未能得到及时、充分的侧支循环供血，使局部脑组织发生缺血、缺氧现象所致。脑梗死发病率为 110 / 10 万，占全部脑卒中的 60%～80%。临床上最常见的有脑血栓形成和脑栓塞。脑血栓形成患者的护理

【概述】

脑血栓形成是脑血管疾病中最常见的一种。指颅内外供应脑组织的动脉血管壁发生病理改变，血管腔变狭窄或在此基础上形成血栓，造成脑局部急性血流中断，脑组织缺血、缺氧、软化坏死，出现相应的神经系统症状与体征，常出现偏瘫、失语。

【临床表现】

（一）本病好发于中老年人，多见于 50～60 岁以上的动脉硬化者，且多伴有高血压、冠心病或糖尿病；年轻发病者以各种原因的脑动脉炎为多见，男性稍多于女性。

（二）通常患者可有某些未引起注意的前驱症状，如头晕、头痛等；部分患者发病前曾有 T1A 史。

（三）多数患者在安静休息时发病，不少患者在睡眠中发生，次晨被发现不能说话，一侧肢体瘫痪。病情多在几小时或几天内发展达到高峰，也可为症状进行性加重或波动。多数患者意识清楚，少数患者可有不同程度的意识障碍，持续时间较短。神经系统体征主要决定于脑血管闭塞的部位及梗死的范围，常见为局灶性神经功能缺损的表现如失语、偏瘫、偏身感觉障碍等。

（四）临床分型根据梗死的部位不同可分为前循环梗死、后循环梗死和腔隙性梗死；根据起病形式可分为以下几种。

1．可逆性缺血性神经功能缺失此型患者的症状和体征持续时间超过 24h，

但在 1～3 周内完全恢复，不留任何后遗症。可能是缺血未导致不可逆的神经细胞损害，侧支循环迅速而充分地代偿，发生的血栓不牢固，伴发的血管痉挛及时解除等。

2．完全型起病 6h 内病情达高峰，为完全性偏瘫，病情重，甚至出现昏迷，多见于血栓栓塞。

3．进展型局灶性脑缺血症状逐渐进展，阶梯式加重，可持续 6h 至数日。临床症状因血栓形成的部位不同而出现相应动脉支配区的神经功能障碍。可出现对侧偏瘫、偏身感觉障碍、失语等，严重者可引起颅内压增高、昏迷、死亡。

4．缓慢进展型患者症状在起病 2 周以后仍逐渐发展。多见于颈内动脉颅外段血栓形成，但颅内动脉逆行性血栓形成亦可见。多与全身或局部因素所致的脑灌流减少有关。此型病例应与颅内肿瘤、硬膜下血肿相鉴别。

【护理】

（一）心理护理脑卒中后因为大脑左前半球受损可以导致抑郁，加之由于沟通障碍，肢体功能恢复的过程很长，速度较慢，日常生活依赖他人照顾等原因，如果缺少家庭和社会支持，患者发生焦虑、抑郁的可能性会加大，而焦虑与抑郁情绪阻碍了患者的有效康复，从而严重影响患者的生活质量，因此应重视患者精神情绪变化的监控，提高对抑郁、焦虑状态的认识，及时发现患者的心理问题，进行针对性心理治疗（解释、安慰、鼓励、保证等），以消除患者思想顾虑，稳定情绪，增强战胜疾病的信心。

（二）饮食护理鼓励能吞咽的患者进食，每天总热量在 6300kJ（1500kcal）左右。进食高蛋白、高维生素的食物，选择软饭、半流质或糊状、胨状的黏稠食物，避免粗糙、干硬、辛辣等刺激性食物。少量多餐；给患者提供充足的进餐时间，以利充分咀嚼；如有食物滞留口内，鼓励患者用舌的运动将食物后送以利吞咽；进食后应保持坐立位 30～60min，防止食物反流。患者吞咽困难、不能进食时给予营养支持，遵医嘱胃管鼻饲，并做好留置胃管的护理。

（三）防止窒息进食前应注意休息，因为疲劳有可能增加误吸的危险；注意保持进餐环境的安静、舒适，告诉患者进餐时不要讲话，减少进餐时环境中分散注意力的干扰因素，如关闭电视、收音机，停止护理活动等；水、茶等稀薄液体最容易导致误吸，吞咽困难的患者不能使用吸水管，因为吸水管饮水需要比较复杂的口腔肌肉功能，如果用杯子饮水，杯中的水至少应保留半杯，因为水过少时，患者需要低头饮水的体位会增加误吸的危险；床旁备吸引装置，如果患者呛咳、误吸或呕吐，应立即让患者取头侧位，及时清理口鼻分泌物和呕吐物，保持呼吸道通畅，预防窒息和吸入性肺炎。

（四）用药护理脑血栓患者常联合应用溶栓、抗凝、血管扩张药及脑代谢活化剂等治疗，护士应耐心解释各类药物的作用、不良反应及使用注意事项，指导患者遵医嘱正确用药。

1. 使用溶栓抗凝药物应严格把握药物剂量，密切观察意识和血压变化，定期进行神经功能评估，监测出凝血时间、凝血酶原时间，观察有无皮肤及消化道出血倾向，如黑便、牙龈出血、皮肤青紫淤斑等。如果患者出现严重的头痛、急性血压增高、恶心或呕吐，应考虑是否并发颅内出血，立即停用溶栓、抗凝药物，协助紧急头颅 CT 检查。同时还要观察有无栓子脱落引起的小栓塞，如肠系膜上动脉栓塞可引起腹痛，下肢静脉栓塞时可出现皮肤肿胀、发红及肢体疼痛、功能障碍，发现异常应及时报告医生处理。

2. 使用扩血管药尤其是尼莫地平等钙通道阻滞剂时，因能产生明显的扩血管作用，松弛血管平滑肌，使脑血流量增加，可导致患者头部胀痛、颜面部发红、血压降低等，应监测血压变化、减慢输液滴速（一般小于每分钟 30 滴），指导患者和家属不要随意自行调节输液速度，出现上述症状应及时报告医护人员。

3. 使用低分子葡萄糖酐改善微循环治疗时，可出现发热、皮疹甚至过敏性休克，应密切观察。

第四节 脑出血患者的护理

【概述】

脑出血（cerebral hcmorrhage）是指非外伤性脑实质内的出血。据我国六城市的调查，脑出血的患病率为112 / 10万，年发病率为81 / 10万。高血压性脑出血以50岁以上的高血压患者最多见。由于高血压发病有年轻化趋势，因此脑出血也可能有年轻化倾向。脑出血为高病死率和高致残率的疾病。

【临床表现】

发病前常无先兆，少数有头昏、头痛、肢体麻木和口齿不清等前驱症状。多在情绪紧张、兴奋、排便、用力时发病，少数在静态发病，气候变化剧烈时发病较多。起病突然，往往在数分钟至数小时内病情发展至高峰。急性期多表现为突然头痛、呕吐、偏瘫、失语、意识障碍、大小便失禁等。呼吸深沉带有鼾声，重者则呈潮式呼吸或不规则呼吸。深昏迷时四肢呈弛缓状态，局灶性神经体征不易确定，此时需与其他原因引起的昏迷相鉴别；若昏迷不深，查体时可能发现轻度脑膜刺激症状以及局灶性神经受损体征。由于出血的部位不同，临床表现各异，现分述如下。

（一）壳核出血最常见，占脑出血的60%～65%。壳核出血最常累及内囊而出现偏瘫（92%）、偏身感觉障碍（42%）及偏盲，优势半球出血可有失语。出血量小（低于30ml）时，临床症状轻，预后较好；出血量较大（多于30ml）时，临床症状重；可出现意识障碍和占位效应，也可引起脑疝，破坏丘脑下部及脑干，出现相应症状，甚至死亡。

（二）丘脑出血．占脑出血的15%～24%。有些患者出现对侧偏身感觉障碍，内侧后肢的视神经受累时可引起对侧同向偏盲，优势半球可发生失语，非优势半球损害可出现自身疾病认识不能或对侧忽视。出血可压迫中脑顶盖，产生双眼上视麻痹而固定向下注，瞳孔缩小，对光反射消失，这与脑桥出血时瞳孔缩小对光反射存在不同。出血进入第三脑室可堵塞中脑导水管而产生脑积水。

（三）尾状核出血较少见，占脑出血的1．5%～8%，为大脑前、中动脉深部的脑室旁穿通支的破裂。发病突然，有头痛、呕吐、颈项强直、行为异常、精神错乱、短时记忆丧失、貌似蛛网膜下腔出血。血液可注入侧脑室前角。预后良好，无严重神经功能缺失。

（四）脑叶出血脑叶出血又称皮质下白质出血，应用CT以后发现脑叶出血并不少见，约占脑出血的15%。年轻人多由血管畸形（包括隐匿性血管畸形）、淀粉样血管病等引起，老年人常见于高血压动脉硬化。脑叶出血的部位以顶叶多见，以后依次为颞、枕、额叶，40%为跨叶出血。临床症状大致可分为以下3类。

1．无瘫痪及躯体感觉障碍约占25%，出现头痛、呕吐、脑膜刺激症及血性脑脊液，应与蛛网膜下腔出血鉴别。仔细检查可发现偏盲及象限盲，各类不全失语、强握、摸索以及精神异常等症状。

2．有瘫痪和（或）躯体感觉障碍约占65%，出血多位于颞、顶区。

3．发病后立即昏迷约占10%，见于出血量大时。脑叶出血多数预后良好，病死率约为10%。

（五）脑桥出血占脑出血的10%左右，常突然发病，剧烈头痛、头昏、复视、呕吐，一侧面部麻木等。出血常先从一侧开始，表现为交叉性瘫痪，头和眼转向非出血侧，呈“凝视瘫肢”状。脑桥出血多迅速波及两侧，出现双侧面部和肢体瘫痪。双侧病理反射阳性，头和双眼回到正中位置，两侧瞳孔极度缩小，对光反射存在。由于破坏了联系丘脑下部调节体温的纤维而出现中枢性高热，同时呼吸不规则，病情常迅速恶化，多数在24～48h内死亡。

（六）小脑出血约占脑出血的10%，多见于一侧半球，尤以齿状核处出血多见。常开始为一侧枕部的疼痛、眩晕、呕吐、病侧肢体共济失调，可有颅神经麻痹、眼球震颤、两眼向病变对侧同向凝视，可无肢体瘫痪。由于临床表现并不具备明确特征，诊断存在一定困难。凡高血压患者突起一侧后枕部剧痛、呕吐、严重眩晕、凝视麻痹、意识障碍逐渐加重、无明显瘫痪者须考虑脑出血的可能，头部CT检查可明确诊断。

（七）脑室出血原发性脑室出血是脑室侧壁脉络丛或室管膜血管破裂出血流入脑室，并不涉及邻近的脑组织。以前认为这种情况罕见，CT应用于临床后发现其占脑出血的3%～5%。继发性脑室出血多由于丘脑出血后破入侧脑室，以致血液充满整个脑室和蛛网膜下腔系统。小脑出血和脑桥出血也可破入到第四脑室，这种情况非常严重。原发性脑室出血发病急骤，头痛、立即昏迷，迅速出现下丘脑及脑干症状。当出血量大，出现四肢阵发性强直性痉挛、去脑强直、高热、呼吸不规则、脉搏与血压不稳定时，病情凶险，多迅速死亡。若出血量小，仅部分脑室有血，意识清楚或仅有轻度障碍，酷似蛛网膜下腔出血，预后良好，可以完全恢复正常。

【护理】

（一）意识障碍的护理

1. 休息与安全急性期绝对卧床休息，抬高床头15～30°，以减轻脑水肿；谵妄、躁动患者加床栏，适当约束；环境安全，严格限制探视，避免各种刺激，各项治疗护理操作应集中进行。

2. 生活护理给予高蛋白、高维生素的清淡饮食；发病3天后神志仍不清楚、不能由口进食者，应予鼻饲流质；定时翻身、拍背，保持床单整洁、干燥；协助做好口腔护理、皮肤护理和大小便护理；保持肢体功能位置。

3．保持呼吸道通畅及时吸氧。

4．病情监测严密观察病情变化，定时测量体温、脉搏、呼吸、血压、神志、瞳孔并详细记录；使用脱水降颅压药物时注意监测尿量与水、电解质的变化。注意观察有无脑疝的先兆症状：严密观察患者有无剧烈头痛、喷射性呕吐、躁动不安、血压升高、脉搏减慢、呼吸不规则、一侧瞳孔散大、意识障碍加重等脑疝的先兆表现，一旦出现，应立即报告医生，及时抢救。迅速给予吸氧和建立静脉通路，遵医嘱给予快速脱水、降颅压药物，如使用甘露醇应在15～30min内滴完；立即清除呕吐物和口鼻分泌物，防止舌根后坠，头偏向一侧，保持呼吸道通畅，防止窒息；备好气管切开包，气管插管和脑室穿刺引流包。

（三）并发消化道出血的护理

1．病情监测注意观察有无呃逆、上腹部饱胀不适、胃痛、呕血、便血、尿量减少等症状、体征。插胃管鼻饲的患者，注意定时回抽胃液，观察胃液的颜色是否为咖啡色或血性。观察有无黑便，监测大便隐血试验结果。

2．饮食护理给予清淡、易消化、无刺激性、营养丰富的食物，少量多餐，防止损伤胃黏膜。

3.用药护理按医嘱给予保护胃黏膜的药物，如雷尼替丁、氢氧化铝凝胶等，观察用药后反应。

第五章　血液系统疾病患者的护理

第一节 贫血患者的护理

一、缺铁性贫血患者的护理

【概述】

缺铁性贫血（iron deficiency ancmia，IDA）是体内贮存铁（包括骨髓、肝、脾及其他组织内）缺乏，不能满足正常红细胞生成的需要而发生的贫血，属于小细胞低色素性贫血。铁是机体必需的微量元素，除了参加血红蛋白的合成外，还参加体内的一些生物化学过程。故在缺铁时除了贫血外，还有一些非贫血的症状。缺铁性贫血是机体铁缺乏症的最终表现，也是各类贫血中最常见的一种，以婴幼儿和育龄妇女的发病率较高。全球有 6 亿～7 亿人患有缺铁性贫血。在多数发展中国家，约 2／3 的儿童和育龄妇女缺铁，其中 1／3 患缺铁性贫血。在发达国家，亦有约 20%的育龄妇女及 40%的孕妇患缺铁性贫血，儿童的发病率高达 50%，而成年男性为 10%。

【临床表现】

本病多呈慢性经过，其临床表现是由贫血、组织缺铁以及发生缺铁的基础疾病所组成。

（一）缺铁原发病的表现如消化性溃疡、慢性胃炎、溃疡性结肠炎、功能性子宫出血、黏膜下子宫肌瘤等疾病相应的临床表现。

（二）一般贫血共有的表现早期没有症状或症状很轻，常见的症状有面色苍白、乏力、困倦、头晕、头痛、心悸、气促、耳鸣等。

（三）缺铁性贫血的特殊表现

1．组织缺铁表现如皮肤干燥、角化、萎缩、无光泽，毛发干枯易脱落，指

（趾）甲扁平、不光整、脆薄易裂，甚至出现反甲或匙状甲；黏膜损害多表现为口角炎、舌炎、舌乳头萎缩，可有食欲不振，严重者可发生吞咽困难（Plummer—Vinson 综合征）。

2. 神经、精神系统异常儿童较为明显，如过度兴奋、易激惹、好动、难以集中注意力、发育迟缓、体力下降等。少数患者可有异食癖，喜吃生米、冰块、泥土、石子等。约 1 / 3 的患者可发生末梢神经炎或神经痛，严重者可出现智能发育障碍等。

【实验室及其他检查】

（一）血象外周血象是典型的小细胞低色素性贫血。网织红细胞正常或略升高。白细胞及血小板多正常，少数患者可出现轻度白细胞、血小板减少。失血所致贫血者，血小板计数可增高。血涂片可见红细胞体积较正常小，形态不一，中心淡染区扩大。

（二）骨髓象骨髓涂片呈现红细胞系增生活跃，以中、晚幼红细胞为主，细胞体积偏小、染色质颗粒致密、胞浆少，成熟红细胞中心淡染区扩大。粒细胞和巨核细胞常为正常。骨髓涂片铁染色示骨髓细胞外铁消失，亦可有细胞内铁减少，铁粒幼细胞极少或消失。

（三）生化检查血清铁及转铁蛋白饱和度测定。血清铁降低，血清总铁结合力增高，转铁蛋白饱和度下降（<15%）；血清铁蛋白作为早期诊断贮存铁缺乏的一个常用指标，准确性高，敏感性强。缺铁时血清铁蛋白降低，但易受多种因素的影响，如炎症、肿瘤或肝病等。此外，红细胞游离原卟啉会增高。近年来转铁蛋白受体（1’ER）作为一项新的铁代谢参数，是反映缺铁性红细胞生成的指标，具有较强的敏感性与特异性，可用于缺铁性贫血与慢性病性贫血的鉴别。

（四）其他如粪便常规（包括隐血试验与寄生虫卵检查）、尿常规、肝肾功能、出凝血检查、纤维胃镜或肠镜检查、妇科 B 超等。

【护理 】

（一）饮食护理

1. 纠正不良的饮食习惯食物是机体内铁的重要来源。不良的饮食习惯，如偏食或挑食，是导致铁摄入量不足的主要原因。无规律、无节制、刺激性过强的饮食容易造成胃肠黏膜的损害，也不利于食物铁的吸收。因此，应指导患者保持均衡饮食，避免偏食或挑食；养成良好的饮食习惯，定时、定量，必要时可少量多餐；尽可能避免进食刺激性过强食物。

2. 增加含铁丰富食物的摄取鼓励患者多吃含铁丰富且吸收率较高的食物（如动物肉类、肝脏、血、蛋黄、海带与黑木耳等）或铁强化食物。

3. 促进食物铁的吸收不合理的饮食结构或搭配往往不利于铁的吸收，如食物中蔬菜类过多而肉、蛋类不足，富含铁的食物与牛奶、浓茶、咖啡同服等。许多蔬菜富含铁剂，但多为高铁（Fe2+），吸收率低；牛奶会改变胃内的酸性环境，浓茶与咖啡中的鞣酸可与食物铁结合而妨碍食物中铁的吸收。因此为增加食物铁的吸收，在提倡均衡饮食的同时，还应指导患者多吃富含维生素 C 的食物，也可加服维生素 C；尽可能避免同时进食或饮用可减少食物铁吸收的食物或饮料。

（二）铁剂治疗护理

1. 口服铁剂护理发药时应向患者说明服用口服铁剂的目的，并给予必要的指导

（1）告知患者口服铁剂的常见不良反应恶心、呕吐、胃部不适和排黑便等胃肠道反应，严重者可致患者难以耐受而被迫停药。因此，为预防或减轻胃肠道反应，可建议患者饭后或餐中服用，反应过于强烈者宜减少剂量或从小剂量开始。

（2）应避免铁剂与牛奶、茶、咖啡同服，为促进铁的吸收，还应避免同时服用抗酸药（碳酸钙和硫酸镁）以及H2受体拮抗剂，可服用维生素C、乳酸或稀盐酸等酸性药物或食物。口服液体铁剂时须使用吸管，避免牙染黑。

（3）服铁剂期间，粪便会变成黑色，此为铁与肠内硫化氢作用而生成黑色的硫化铁所致，应做好解释，以消除患者的顾虑。

（4）强调要按剂量、按疗程服药，定期复查相关实验室检查，以保证有效治疗、补足贮存铁，避免药物过量而引起中毒或相关病变的发生。

2. 注射铁剂的护理注射用铁剂的不良反应主要有：注射局部肿痛、硬结形成，皮肤发黑和过敏反应。后者常表现为脸色潮红、头痛、肌肉关节痛和荨麻疹，严重者可出现过敏性休克。为减少或避免局部疼痛与硬结形成，注射铁剂应采用深部肌内注射法，并经常更换注射部位。首次用药须用0.5ml的试验剂量进行深部肌内注射，同时备好肾上腺素，做好急救的准备。若1h后无过敏反应，即可按医嘱给予常规剂量治疗。为了避免药液溢出而引起皮肤染色，可采取以下措施：①不在皮肤暴露部位注射；②抽取药液后，更换注射针头；③采用“z”形注射法或留空气注射法。

（三）原发病的治疗与护理原发病的治疗是有效根治缺铁性贫血的前提和基础，因此要积极治疗原发病。

（四）病情观察为了解患者治疗的依从性、治疗效果及药物的不良反应，要关注患者的自觉症状，特别是原发病及贫血的症状和体征、饮食疗法与药物应用的状况、红细胞计数及血红蛋白浓度、网织红细胞、铁代谢的有关实验指标的变化等。

二、再生障碍性贫血患者的护理

再生障碍性贫血（aplastic ancmia 简称再障），是由多种原因导致造血干细胞的数量减少和（或）功能异常而引起的一类贫血。外周血液中红细胞、中性粒细胞、血小板均明显减少。临床主要表现为进行性贫血、感染和出血。在我国 1986～1988 年再障发病率为 0．74 / 10 万人口，其中重型再障为 0．14 / 10 万人口，以青壮年居多，男性略高于女性。

【临床表现】

主要临床表现为进行性贫血、出血、感染，肝、脾、淋巴结多无肿大。依据 I 临床表现的严重程度和发病缓急将再障分为急性型和慢性型。

（一）急性再障（重型再障 I 型）　较少见。起病急、发展快，早期主要表现为出血与感染。随着病程的延长出现进行性贫血，伴有明显的乏力、头晕、心悸等。除严重的皮肤、黏膜出血外，内脏出血也相当常见，如消化道出血（呕血或血便）、持续阴道出血或月经量明显增多等，多数病例有眼底出血，甚至可发生颅内出血，常为患者死亡的主要原因之一。皮肤、黏膜反复感染，常波及内脏，以肺炎、败血症常见，治疗困难，感染不易控制。若不经治疗，患者多在 6～12 个月内死亡。

（二）慢性再障较多见。起病缓慢，病程长，多以贫血为主要表现，感染、出血较轻，经恰当治疗病情可缓解或治愈，预后相对较好。少数病例病情恶化，表现同急性再障，预后极差。

【护理 】

（一）心理护理首先要与患者及其家属建立信任关系，了解患者的想法，鼓励患者讲出关心的问题。向患者及家属讲解有关用药知识，说明雄激素类药物是治疗慢性再障较有效的药物，但需要 2～3 个月才见效；介绍有关不良反应，如面部痤疮、毛发增多、声音变粗、女性闭经、乳房缩小、性欲增加等，说明病情缓解后逐渐减药，不良反应会消失。帮助患者认识不良心理状态对身体康复不利，在病情允许的情况下，鼓励患者学会自我护理，适当进行户外活动，增加适应外界的能力。同时鼓励患者要与亲人、病友多交谈，争取社会支持系统的帮助，减少孤独感，增强康复的信心，积极配合治疗。

（二）用药护理丙酸睾酮为油剂，不易吸收，常可形成硬块，甚至发生无菌性坏死。故需深部缓慢分层肌内注射，并注意轮换注射部位，经常检查局部有无硬结，发现硬结及时理疗，以促进吸收和防止感染。嘱患者经常用温热水洗脸，不要用手抓痤疮，以预防感染。司坦唑、达那唑对肝脏有损害，治疗过程中应定期检查肝功能。ATC 和 ALC 治疗可出现超敏反应、出血加重和血清病（如猩红热样皮疹、发热、关节痛）等不良反应，用药期间应注意保护性隔离，预防出血和感染，密切观察患者有无药物的不良反应出现。定期监测血红蛋白、白细胞总数及网织红细胞计数，通常药物治疗 1 个月左右网织红细胞开始上升，接着血红蛋白升高，经 3 个月后红细胞开始上升，而血小板上升需要较长时间。

三、溶血性贫血患者的护理　溶血性贫血（hcmolytic ancmia，HA）是指红细胞寿命缩短、破坏加速而骨髓造血代偿功能不足时所发生的一组贫血。临床表现主要有：贫血、黄疸、脾大、网织红增高及骨髓中红系造血细胞代偿性增生。骨髓相当于正常造血能力 6～8 倍的代偿潜力。幼红细胞破坏增加而骨髓造血功能足以代偿时，可以不出现贫血，称为溶血性疾病。我国溶血性贫血的发病率占贫血的 10%～15%，个别类型的溶血性贫血具有较强的民族或区域性分布的特点。

【临床表现】

溶血性贫血的临床表现主要与溶血过程持续的时间和溶血的严重程度有关。

（一）急性溶血起病急骤，突发寒战，随后出现高热、腰背与四肢酸痛、头痛、呕吐、酱油样尿（血红蛋白尿）和黄疸等。这是由于短期内大量血管内溶血，其分解代谢产物对机体的毒性作用所致。严重者还可发生周围循环衰竭、急性肾衰竭。见于异型输血时。

（二）慢性溶血起病缓慢，症状较轻，以贫血、黄疸、脾大为特征。由于长期高胆红素血症，可并发胆石症和肝功能损害。

溶血性黄疸主要与血中游离胆红素浓度增高有关，皮肤多呈柠檬黄色，不伴皮肤瘙痒。有无黄疸及其严重程度取决于溶血的速度与严重度，以及肝脏摄取、转换游离胆红素的能力。

【实验室检查】

（一）一般实验室检查可确定是否为溶血。

1．血象红细胞计数和血红蛋白浓度有不同程度的下降；网状红细胞比例明显增加，甚至可见有核红细胞。

2．尿液检查急性溶血的尿液颜色加深，可呈浓茶样或酱油样式；尿胆原呈强阳性而尿胆素呈阴性，这是溶血性黄疸的特殊表现，与体内单纯游离胆红素水平增高有关；血管内溶血的隐血试验可为阳性，甚至强阳性，但无镜下或肉眼血尿。

3．血清胆红素测定总胆红素水平增高，游离胆红素含量增高，结合胆红素／总胆红素<20%。

4．骨髓象骨髓增生活跃或极度活跃，以红系增生为主，可见大量幼稚红细胞，以中幼和晚幼细胞为主，形态多正常。

（二）其他检测

1．血浆血红蛋白检测正常血浆游离血红蛋白为1～10mg／L，当大量溶血时，主要是急性血管内溶血，可高达1000mg／L以上。

2．血清结合珠蛋白降低血管内溶血时，结合珠蛋白与游离血红蛋白结合，使血清中结合珠蛋白降低。

3．含铁血黄素尿阳性多见于慢性血管内溶血。若为急性血管内溶血，需经几天后含铁血黄素尿测定才阳性，并可持续一段时间。

4．红细胞寿命测定红细胞寿命缩短是诊断溶血最可靠的指标。可用于一般检查未能确定的早期轻症患者、溶血严重程度的估计、溶血原因的鉴别等。正常值为25～32天，溶血性贫血患者常<15天。

5．血红蛋白尿一般血浆中游离血红蛋白量超过1300mg／L时，可出现血红蛋白尿。

【护理 】

（一）饮食护理避免进食一切可能加重溶血的食物或药物，鼓励患者多喝水、勤排尿，促进溶血后所产生的毒性物质排泄，同时也有助于减轻药物引起的不良反应，如环磷酰胺引起的出血性膀胱炎。

（二）用药护理遵医嘱正确用药，并注意药物不良反应的观察与预防，如应用糖皮质激素应注意预防感染；应用环孢素应定期检查肝、肾功能等。

（三）输液和输血的护理遵医嘱静脉输液，以稀释血液中因溶血而产生的毒物，增加尿量，促使毒物迅速排出体外。若需输血，血液取回后应立即输注，不宜久置或加温输入，因血液温度超过37℃时会造成红细胞变形、破坏而致溶血。输血前，应认真核对配血单床号、姓名、血型、Rh因子、血量及血液成分；输血时，必须严格执行操作规程；严密观察病情，及时发现各种不良反应，并协助医生处理。

（四）病情监测密切观察患者的生命体征、神志、自觉症状的变化，注意贫血、黄疸有无加重，尿量、尿色有无改变，记录24h出入量。及时了解实验室检查的结果，如血红蛋白浓度、网状红细胞计数、血清胆红素浓度等。一旦出现少尿甚至无尿，要及时通知医生，并做好相应的救治准备与配合。

第二节　血友病患者的护理

【概述】

血友病（hcmophilia）是一组遗传性凝血功能障碍的出血性疾病，包括：

①血友病 A：即因子Ⅷ（又称遗传性抗血友病球蛋白，AHG）缺乏症；②血友病 B：即因子Ⅸ（又称血浆凝血活酶成分，PTC）缺乏症；③遗传性 FⅪ（又称血浆凝血活酶前质，PTA）缺乏症。这一组疾病并不罕见，其发病率为 5～10 / 10 万，以血友病 A 较为常见。其共同特点为终身轻微损伤后有长时间出血的倾向。

【临床表现】

（一）出血是血友患者最主要的临床表现，其中以血友病 A 最为严重，血友病 B 次之，遗传性 FXI 缺乏症最轻。其特点为自发性或轻微创伤后出血不止。手术伤口的延迟出血，可危及患者的生命。出血部位以皮下软组织及肌肉出血最常见，关节腔内出血（主要是负重关节）次之，内脏出血较少见，一旦出现后果严重，颅内出血是患者死亡的主要原因。肌肉及关节腔内出血是血友患者的特征。前者以下肢、前臂和臀部肌肉出血常见，多伴有局部血肿形成；后者反复出现，可因关节腔内积血吸收不完全而机化或刺激滑膜增生，最终导致关节纤维化，表现为关节强直、僵硬、畸形而致残。

（二）血肿压迫的表现血肿形成造成周围组织受压，可出现局部肿痛、麻木、肌肉萎缩；颈部、咽喉部软组织出血及血肿形成，压迫或阻塞气道，可引起呼吸困难甚至窒息。

【护理 】

（一）预防出血告诉患者不要过度负重或进行剧烈的接触性运动（拳击、足球、篮球）；不要穿硬底鞋或赤脚走路；使用刀、剪、锯等工具时，应小心操作，必要时佩戴防护性手套；尽量避免手术治疗，必须手术时，术前应根据手术规模大小常规补充足够量的凝血因子；尽量避免或减少各种不必要的穿刺或注射，必须时拔针后局部按压 5min 以上，直至出血停止；禁止使用静脉留置套管针，以免针刺点出血；注意口腔卫生，防龋齿；少食带骨刺的食物，以免刺伤口腔或消化道黏膜；遵医嘱用药，避免使用阿司匹林等有抑制凝血机制作用的药物。

（二）局部出血处理的配合按医嘱实施或配合止血处理，紧急情况下配合医师救治病人。对于咽喉部出血或血肿形成者，为避免血肿压迫呼吸道而引起窒息，应协助患者取侧卧位或头偏向一侧，必要时用吸引器将血吸出，并做好气管插管或切开的准备。一旦出现颅内出血，遵医嘱紧急输注凝血因子，配合做好其他抢救工作。

（三）正确输注各种凝血因子制品输全血者必须做好常规的核对工作．避免异型输血；凝血因子取回后，应立即输注。输注冷冻血浆或冷沉淀物者，输注前应将冷冻血浆或冷沉淀物置于 37℃温水（水浴箱）中解冻、融化，并以患者可耐受的速度快速输入。输注过程中密切观察有无输血反应。

（四）用药护理快速静注 DDAVP 可出现心率加快、颜面潮红、血压升高、少尿及头痛等不良反应，密切观察，必要时配合医生对症处理。

（五）病情观察监测患者出血情况的变化，判断疗效，及时发现急重症患者，为有效救治、挽救患者的生命赢得时间。观察内容包括患者的自觉症状、不同部位出血的主要表现等。

（六）评估关节腔出血与病变经常评估关节外形、局部有无压痛、关节活动能力有无异常等，以判断关节病变处于急性出血期、慢性炎症期还是已发生纤维强直。急性期局部可有红、肿、热、痛及功能障碍；慢性炎症期多与关节反复出血或积血吸收不完全，刺激局部产生持续性炎症反应有关，可表现为关节持续性肿胀及功能障碍；病情进一步发展可导致关节纤维强直、畸形以致功能丧失。

（七）关节康复训练针对病变关节进行科学合理的康复训练，是预防血友病患者发生关节失用的重要措施，应向患者及其家属解释康复训练的目的、意义、主要方法、注意事项与配合要求等。急性期为避免出血加重、促进关节腔内出血的吸收，应予局部制动并保持肢体功能位；在肿胀未完全消退、肌肉力量未恢复之前，切勿使患肢负重，适当增加卧床时间，避免过早行走，预防反复的关节腔出血；指导患者进行股四头肌收缩功能训练，以利局部肌力的恢复。在关节腔出血控制后，可帮助患者循序渐进地进行受累关节的被动或主动活动，可给予理疗以促进受累关节功能的康复。

第三节　白血病患者的护理

一、急性白血病患者的护理

【概述】

急性白血病（acute leukcmia）是骨髓中异常的原始细胞（白血病细胞）大量增殖并浸润各器官、组织，使正常造血受抑制。主要表现为肝脾和淋巴结肿大、贫血、出血及继发感染等。

【临床表现】

起病急缓不一。急者可以是突然高热或明显出血倾向。患者常为脸色苍白、疲乏或轻度出血。少数患者因皮肤紫癜、月经过多或拔牙后出血不止而就医才发现。本病主要表现为贫血、出血、发热和感染，以及各器官浸润等症状和体征。

（一）发热为本病常见症状，多数患者以发热为早期表现，可低热，亦可高热达 39～40%以上，常伴有畏寒、出汗。白血病本身可以发热，但较高的发热往往提示有继发感染，常见有口腔炎、牙龈炎、咽峡炎以及肺部感染、肛周炎、肛旁脓肿，严重时可致菌血症或败血症。感染的主要原因是成熟粒细胞缺乏，其次是人体免疫力降低。患者免疫功能缺陷也可引起病毒感染，如带状疱疹等。

（二）出血约40%的白血病患者以出血为早期表现。出血可发生在全身各部位，皮肤淤点、瘀斑、鼻出血、牙龈出血、女患者月经过多、子宫出血常见。急性早幼粒白血病并发DIC而出现全身广泛出血。眼底出血可致视力障碍，严重时发生颅内出血，常导致死亡。

（三）贫血　常为首发症状，随病情发展贫血呈进行性发展。

（四）器官和组织浸润的表现

1. 肝脾、淋巴结肿大白血病细胞浸润多发生在肝脾，以急淋白血病为多见，表现为轻到中度的肝脾大，表面光滑，偶伴轻度触痛。淋巴结轻到中度肿大，无压痛，尤以急淋白血病多见，纵隔淋巴结肿大常见于T细胞急淋白血病。

2. 骨骼和关节胸骨下端局部压痛较为常见，提示骨髓腔内白血病细胞过度增生。常有明显骨痛和四肢关节疼痛，尤以儿童多见。

3. 皮肤及黏膜浸润　白血病细胞浸润可使牙龈增生、肿胀，皮肤出现皮肤粒细胞肉瘤、弥漫性斑丘疹、皮下结节、多形红斑、结节性红斑等。

4. 中枢神经系统白血病可发生在疾病的各个时期，但多数患者的症状出现较晚，常发生在缓解期，以急性白血病最常见，儿童患者尤甚。其主要表现为头痛、头晕，重者有呕吐、颈项强直，甚至抽搐、昏迷，患者脑脊液压力增高，但不发热。

5. 其他部位眼部常见白血病细胞浸润眼眶骨膜，可引起眼球突出、复视或失明。睾丸受浸润时多表现为一侧无痛性肿大，常见于急淋白血病化疗缓解后的男性幼儿或青年。

【护理】

（一）饮食护理与休息给予高热量、高蛋白、高维生素饮食，保证足够的营养。食欲差者可少量多餐，嘱家属给患者准备爱吃的水果和饭菜，同时保证每日充足的饮水量。保证充足的睡眠，适当限制活动量，减少体力消耗。

（二）病情观察注意患者有无恶心、呕吐、头痛、心悸等，观察体温、脉搏，口鼻有无出血，肝脾大小及血象、骨髓象变化。记出入量。

（三）预防感染实行保护性隔离，化疗药物的作用不仅是杀伤白血病细胞，正常细胞同样要受到杀伤。因此患者在诱导缓解期间很容易发生感染，此时最好行保护性隔离，若无层流室则置患者于单人病房，保证室内空气新鲜，定时空气和地面消毒，谢绝探视以避免交叉感染。加强口腔、皮肤及肛周护理。若患者生命体征显示有感染征象，应协助医生做血液、咽部、尿液、粪便和伤口分泌物的培养。一旦有感染，遵医嘱用强有力的抗生素，常用头孢类第三代药物，如头孢哌酮（头孢哌酮）、头孢曲松（头孢曲松）及头孢他啶（头孢他啶）等。

（四）心理护理

1.评估患者不同时期的心理反应护士应了解白血病患者不同时期的心理反应。未确诊的患者主要表现为由怀疑而引起的焦虑。一旦确诊，多数患者会背上不治之症的沉重包袱，由此产生强烈的恐惧、焦虑、忧伤、悲观失望等负性情绪，甚至企图轻生。随着治疗的进行，患者感觉好转，恐惧感逐渐消失，希望感增加，此时可较坦然地正视自己的疾病，但由于病情时好时坏，经常反复，患者情绪易激动，遇小事易发怒，常感孤独等。根据不同时期的心理反应，进行针对性的护理。

2. 帮助患者认识不良的心理状态对身体的康复不利　说明长期情绪低落、焦虑、抑郁等可造成内环境的失衡，并引起食欲下降、失眠、免疫功能低下，反过来加重病情，对康复极为不利。

3. 指导患者和家庭成员正确对待疾病护士应倾听患者诉说，了解其苦恼，采取多种形式因势利导，做好科普宣传。建立社会支持网，嘱家属亲友给患者物质和精神的，支持与鼓励，或组织病友之间进行养病经验的交流，向患者介绍已缓解的典型病例，并可请一些长期生存的患者进行现身说法，帮助患者克服恐惧心理。脱发对患者的心理影响很大，常常损伤患者的自尊和自信心，对易引起脱发的药物，化疗前给患者说明，可鼓励患者佩戴假发，冬季外出时可戴帽。帮助患者建立良好生活方式，化疗间隙期坚持每天适当活动、散步、打太极拳，饮食起居规律，保证充足的休息、睡眠和营养，根据体力做些有益的事情，使患者感受到生命的价值，提高生存的信心。

（五）注意观察化疗药物的副作用

1．局部血管反应及护理某些化疗药物，如柔红霉素、氮芥、阿霉素、长春新碱等对组织刺激性大，多次注射常会引起静脉周围组织炎症，如注射的血管出现条索状的红斑、触之温度较高、有硬结或压痛，炎症消退后，注射的血管因内膜增生而狭窄，严重的可有血管闭锁。若注射时药液渗漏，会引起局部组织坏死。这不仅严重妨碍化疗药物的顺利输入，也为患者今后的治疗和抢救设置了障碍，故化疗时应注意

（1）合理使用静脉血管，选择静脉应注意：先远端静脉后近端静脉，逐步向上移行，四肢静脉应有计划地交替使用，避免使用无弹性的静脉。若药物刺激性强、剂量大时，宜选用大血管注射。强调熟练的静脉穿刺技术，避免穿透血管，注毕轻压血管数分钟，以防药液外渗或发生血肿。

（2）静脉穿刺后先用生理盐水输注，确定针头在静脉内后方能注入药物，药物输完后再用生理盐水 10～20ml 冲洗后拔针，以减轻药物对局部组织的刺激。

（3）输注时疑有或发生外渗，立即停止注入，不要拔针，由外渗部位抽取 3～5ml 血液以除去一部分药液，局部滴入生理盐水以稀释药液后拔针，局部冷敷后再用 25%MgSO2 湿敷或中药“六合丹”外敷，亦可用普鲁卡因局部封闭。发生静脉炎症时处理同药液外渗，伴有全身发热或条索状红线迅速蔓延时，可

采用治疗紫外线灯照射，每日 1 次，每次 30min。

2. 骨髓抑制的护理大剂量化疗药物的使用可引起严重的骨髓抑制，给患者带来不良后果。多数化疗药抑制骨髓至最低点的时间为 7～14 天，恢复时间为之后的 5～10 天，因此从化疗开始到停止化疗后 2 周内应加强预防感染和出血的措施。化疗中必须定期查血象，每次疗程结束必要时做骨髓穿刺，以便观察疗效及骨髓受抑制情况。无论肌注、口服或静脉给药的药物剂量必须反复核对。护理人员在操作时最好戴清洁的橡皮手套，以免不慎将药液沾染皮肤而影响自身健康。

3. 消化道反应的护理许多化疗药物可引起恶心、呕吐、食欲缺乏等反应。消化道反应出现的时间和反应程度除与化疗药物的种类有关外，常有较大的个体差异。患者一般第一次用药时反应较重，以后逐渐减轻；用药后 1～3h 出现恶心、呕吐，症状持续数小时到 24h 不等；体质弱者症状出现较早，反应程度较重。消化道反应给患者带来的最大损害是体能的消耗，常在化疗后有明显的消瘦和体重下降，机体抵抗力减低。故化疗期间应给患者提供安静、舒适、通风良好的休息环境，避免不良刺激。饮食要清淡、可口，以半流食物为主，少量多餐，避免产气、辛辣和高脂食物，进食前后休息一段时间。当患者恶心、呕吐时不要让其进食，及时清除呕吐物，保持口腔清洁。必要时，遵医嘱在治疗前 1～2h 给予止吐药物，根据药物的药理作用每 6～8h 给药一次，维持 24h 血药浓度，可有效减轻恶心、呕吐反应。

4. 肝肾功能损害的防护巯嘌呤、甲氨蝶呤、门冬酰胺酶对肝功能有损害作用，用药期间应观察患者有无黄疸，并定期监测肝功能。环磷酰胺可引起血尿，输注期间应保证输液量，鼓励患者多饮水，观察小便的量和颜色，一旦发生血尿，应停止使用，同时检查肾功能。

5. 其他副作用的护理长春新碱可引起末梢神经炎而出现手足麻木感，停药后可逐渐消失。柔红霉素、阿霉素、三尖杉碱类药物可引起心肌及心脏传导损害，用药前、后要监测患者心率、心律及血压，药物要缓慢静滴，速度 40 滴 / min，注意观察患者面色和心率，以患者无心悸为宜。某些化疗药物可引起脱发，如环磷酰胺、顺铂等，应加强心理护理。为减轻脱发，可在注射药物前 10min 戴冰帽，至药物注射完毕后 30～40min 脱下，以使头皮血管收缩，减少头皮血流灌注，有效控制药物对毛囊的作用。

6. 鞘内注射化疗药物的护理推注药物宜慢，注毕去枕平卧 4～6h，注意观察有无头痛、发热等反应。

二、慢性白血病患者的护理

慢性白血病按细胞类型分为慢性粒细胞白血病、慢性淋巴细胞白血病、慢性单核细胞白血病 3 型。我国以慢性粒细胞白血病多见，慢性淋巴细胞白血病较少见，慢性单核细胞白血病罕见。

慢性粒细胞白血病　慢性粒细胞白血病（CML，简称慢粒）是一种造血干细胞恶性骨髓增殖性疾病。病程发展较缓慢，外周血粒细胞显著增多且不成熟，脾明显肿大，甚至可达巨脾。本病各年龄组均可发病，以中年最多见，男性略多于女性。整个病程可分为三期：慢性期（稳定期），加速期（增殖期）和急性变期。大多数患者因急性变而死亡。

【临床表现】

（一）慢性期起病缓，可持续 1～3 年，早期常无自觉症状，随病情发展可出现乏力、低热、多汗或盗汗、体重减轻等代谢亢进的表现。大多数患者可有胸骨中下段压痛。巨脾为最突出的体征，并可引起左上、中腹明显的坠胀感。初诊时脾大可达脐平面，甚至到盆腔，质硬，表面平滑，无压痛。但如发生脾梗死，则可突发局部剧烈疼痛和明显压痛。半数患者肝中度肿大，浅表淋巴结多无肿大。

（二）加速期起病后 1～4 年间 70%的慢粒患者进入加速期，主要表现为原因不明的高热、虚弱、体重下降，脾迅速肿大，骨、关节痛以及连续出现贫血、出血。白血病细胞对原来有效的药物发生耐药。

（三）急性变期加速期历时几个月到 1～2 年，即进入急变期，急变期表现与急性白血病类似，多数为急粒变。

【护理 】

（一）疼痛的护理

1. 病情观察每天测量患者脾的大小、质地并做好记录。注意脾区有无压痛，观察有无脾栓塞或脾破裂的表现。脾栓塞或脾破裂时，患者突感脾区疼痛，发热、多汗以至休克，脾区拒按，有明显触痛，脾可进行性肿大，脾区可闻及摩擦音，甚至出现血性腹水。

2. 缓解疼痛置患者于安静、舒适的环境中，减少活动，尽量卧床休息，并取左侧卧位，以减轻不适感。

3. 饮食指导　患者进食宜少量多餐，以减轻腹胀，尽量避免弯腰和碰撞腹部，以避免脾破裂。

（二）预防尿酸性肾病

1. 病情观察化疗期间观察患者尿量的变化或记录 24h 出入量；定期进行白细胞计数、血尿酸水平、尿常规和肾功能等检查。一旦出现少尿或无尿时及时报告医生，协助做好急性肾衰竭的救治。

2. 保证足够的尿量鼓励患者多饮水，化疗期间每天饮水量 3000ml 以上，遵医嘱 24h 持续静脉补液，保证每小时尿量>150ml，以利于尿酸和化疗药降解产物的稀释和排泄，减少对下尿路的化学刺激。

3. 用药护理遵医嘱预防性服用别嘌醇和碳酸氢钠，以抑制尿酸的生成和碱化尿液，减少尿酸结晶的析出。在化疗给药前后遵医嘱给予利尿剂，以促进尿酸的稀释与排泄。注射化疗药后，最好每半小时排尿 1 次，持续 5h，就寝前排尿 1 次。

（三）饮食护理由于患者体内白血病细胞数量多，基础代谢率增加，每天所需的热量也相应增加。因此，应给患者提供高热量、高蛋白、高维生素、易消化吸收的饮食。

（四）休息与活动慢性期病情稳定后，患者可工作和学习，适当锻炼，但不可过劳。生活要有规律，保证充足的休息和睡眠。

第六章　泌尿系统疾病患者的护理

第一节　急性肾小球肾炎患者的护理

【概述】

急性肾小球肾炎（AGN）简称急性肾炎，是一组起病急，以血尿、蛋白尿、水肿和高血压为主要表现，可伴有一过性氮质血症的疾病。本病常有前驱感染，多见于链球菌感染后，其他细菌、病毒和寄生虫感染后也可引起。本节主要介绍链球菌感染后急性肾小球肾炎。

【临床表现】

本病好发于儿童，男性多于女性。前驱感染后常有1～3周的潜伏期，相当于机体产生初次免疫应答所需的时间。呼吸道感染的潜伏期较皮肤感染短。本病起病较急，病情轻重不一，轻者仅尿常规及血清补体c3异常，重者可出现急性肾衰竭。本病大多预后良好，常在数月内临床自愈。典型者呈急性肾炎综合征的表现

（一）血尿几乎所有患者均有肉眼或镜下血尿，约40%出现肉眼血尿，常为首发症状和患者就诊的原因。尿液呈洗肉水样，一般于数天内消失，也可持续数周转为镜下血尿。可伴有轻、中度蛋白尿。

（二）水肿 80%以上患者可出现水肿，多表现为晨起眼睑水肿，面部肿胀感，呈“肾炎面容”，可伴有下肢轻度凹陷性水肿。少数患者出现全身性水肿、胸腔积液、腹水等。

（三）高血压约80%患者患病初期水钠潴留时，出现一过性轻、中度高血压，经利尿后血压恢复正常。少数可出现严重高血压，甚至高血压脑病、急性

左心衰竭等。

（四）肾功能异常大部分患者起病早期可因肾小球滤过率下降、水钠潴留而尿量减少（400～700ml / d），少数为少尿（<400ml / d）。可出现一过性轻度氮质血症。一般于 1～2 周后尿量增加，肾功能于利尿后数日恢复正常，极少数出现急性肾衰竭。

【护理 】

（一）饮食护理发病初期一般给予高糖、低盐饮食。急性期应严格限制盐的摄入，以减轻水肿和心脏负担，对于严重水肿、高血压或心力衰竭者，更应严格控制。一般每日进盐应低于 3g，对于特别严重病例应完全禁盐。当病情好转，血压下降，水肿消退，尿蛋白减少后，即可由低盐饮食逐步转为正常饮食，防止长期低钠饮食及应用利尿剂引起水、电解质紊乱或其他并发症。

除限制钠盐外，也应限制饮水量和钾的摄入。每日进水量应为不显性失水量（约 500ml）加上 24h 尿量，此进水量包括饮食、饮水、服药、输液等所含水分的总量。进水量的控制应本着宁少毋多的原则。肾功能正常时，给予正常量的蛋白质摄入（1g / kg·d），但当出现氮质血症时，应限制蛋白质的摄入，以优质动物蛋白为主，如牛奶、鸡蛋、鱼等含必需氨基酸的蛋白质，以防止血中 BuN 等含氮代谢产物的潴留增加。另外，饮食应注意热量充足、易于消化和吸收。

（二）休息和运动为患者创造良好的休息环境。急性期患者应绝对卧床休息，以增加肾血流量和尿量，改善肾功能，减少血尿、蛋白尿。对症状比较明显者，嘱其卧床休息 4～6 周，待水肿消退、肉眼血尿消失、血压平稳、尿常规及其他检查基本正常后，方可逐步增加活动量。病情稳定后可做一些轻体力活动，避免劳累和剧烈活动，坚持 1～2 年，待完全康复后才能恢复正常的体力劳动。

（三）心理护理限制儿童的活动可使其产生焦虑、烦躁、抑郁等心理反应，故对儿童及青少年患者，应使其充分理解急性期卧床休息及恢复期限制运动的重要性。在患者卧床休息期间，应尽量多关心、巡视患者，及时询问患者的需要并予以解决。

(四)密切观察血压及体重改变情况体重的增加更能反映水在体内的潴留，血压的变化能反映血管内血容量的变化，对于指导治疗有重要意义。准确记录24h 出入量，测血压每日 2 次。

（五）水肿患者注意观察水肿的程度，水肿较严重的患者应避免穿紧身衣服，衣服宜宽大、柔软，卧床休息时抬高下肢，增加静脉回流，以减轻水肿。并经常变换体位，协助患者做好全身皮肤清洁，避免损伤水肿的皮肤。注意观察皮肤有无红肿、破损、化脓等情况发生。尽量避免肌内注射，静脉用药时，防止液体从针口渗漏，注意无菌操作。

第二节　肾病综合征患者的护理

【概述】

肾病综合征是（nephritic syndrome，Ns）由多种肾脏疾病引起的具有以下共同临床表现的一组综合征：①大量蛋白尿（尿蛋白定量>3. 5g / d)；②低蛋白血症（血浆白蛋白<30g / L)；③水肿；④高脂血症。

【临床表现】

原发性肾病综合征有前驱感染者起病较急，部分可隐匿起病，典型临床表现如下：

（一）大量蛋白尿和低蛋白血症　当肾小球滤过膜的屏障作用，尤其是电荷屏障受损时，滤过膜对血浆蛋白（以白蛋白为主）的通透性增高，当原尿中蛋白含量超过。肾小管的重吸收能力时，导致大量蛋白尿，这是低蛋白血症的主要原因。另外，肝代偿合成血浆蛋白不足、胃黏膜水肿引起蛋白质摄入减少等因素也加重了低蛋白血症。

（二）水肿低蛋白血症造成血浆胶体渗透压下降是患者出现水肿的主要原因。水肿往往是肾病综合征患者最明显的体征。严重水肿的患者还可出现胸腔、腹腔、心包腔积液。

（三）高脂血症低白蛋白血症刺激肝脏合成脂蛋白代偿性增加，加之脂蛋白分解减少，使得血中胆固醇、甘油三酯含量升高，低及极低密度脂蛋白的浓度也增高。

（四）并发症

1．感染是常见的并发症，与大量蛋白尿和低蛋白血症、免疫功能紊乱及激素治疗有关。患者可出现全身各系统的感染，常见的如呼吸道、泌尿道、皮肤及腹腔感染等。感染是肾病综合征复发和疗效不佳的主要原因之一。

2．血栓、栓塞多数肾病综合征患者的血液呈高凝状态，加之高脂血症、血液黏稠度增加、利尿剂的应用等因素易导致血管内血栓形成和栓塞，以肾静脉血栓最为多见（发生率为10%～40%，其中大部分病例无临床症状）。此外，还可出现下肢深静脉血栓、肺血管血栓、栓塞、脑血管血栓、冠状血管血栓。

3．急性肾衰竭少数患者可出现肾实质性急性肾衰竭，多见于50岁以上的患者，无明显诱因出现少尿、无尿，经扩容、利尿无效，其机制可能是肾间质高度水肿压迫肾小管及大量蛋白管型阻塞肾小管，导致肾小管腔内高压，肾小球滤过率骤然减少所致。

4．其他长期高脂血症易引起动脉硬化、冠心病等心血管并发症，增加血液黏稠度，也促进了肾小球系膜细胞增生及肾小球硬化。长期大量蛋白尿可导致严重的负氮平衡和蛋白质营养不良，引起肌肉萎缩，儿童生长发育障碍。

【护理】

（一）饮食护理合理的饮食构成应能改善患者的营养状况和减轻肾脏的负担，应特别注意蛋白质的合理摄入。肾病综合征患者的食物中各营养成分的构成一般为：

1．蛋白质提倡正常量的优质蛋白（富含必需氨基酸的动物蛋白）摄入，即1g /（kg · d）。但当肾功能不全时，应根据肌酐清除率调整蛋白质的摄入量。

2．供给的热量要充足，不少于126～147kJ(30～35kcal) /（kg · d）。

3．为减轻高脂血症，应少进富含不饱和脂肪酸的食物如动物油脂，而多吃富含多聚不饱和脂肪酸的食物如植物油及鱼油，以及富含可溶性纤维的食物如燕麦、豆类等。 4．水肿时低盐饮食，勿食腌制食品。 5．注意各种维生素及微量元素（如铁、钙）的补充。 （二）休息与活动全身严重水肿，合并胸腔积液、腹水，出现呼吸困难者应绝对卧床休息，取半坐卧位，因卧床可增加肾血流量，使尿量增加。为防止肢体血栓形成，应保持肢体的适度活动。当病情缓解后，可逐渐增加活动量，以利于减少并发症的发生。对于有高血压的患者，应限制活动量。老年患者改变体位时不可过快，防止直立性低血压。

（三）水肿的护理参见急性。肾小球肾炎水肿的护理。

（四）用药护理

1.激素和细胞毒性药物应用环孢素的患者，服药期间应注意监测血药浓度，观察有无副作用的出现，如肝肾毒性、高血压、高尿酸血症、高血钾、多毛及牙龈增生等。

2．利尿药物观察利尿药的治疗效果及有无出现副作用，如低钾、低钠、低氯血症性碱中毒等。使用大剂量呋塞米时，应注意观察有无恶心、直立性眩晕、口干、心悸等。注意初始利尿不能过猛，以免血容量不足，诱发血栓形成和损伤肾功能。少尿患者慎用渗透性利尿剂。另外，输注血浆制品不可过多过频，因长时间的肾小球高滤过及肾小管高回吸收，有可能造成肾小球及肾小管上皮细胞的损伤，从而损害肾功能，也影响激素的疗效，对伴有心脏病的患者亦要慎用此法利尿。

3．中药如雷公藤制剂，应注意其对血液系统、胃肠道、生殖系统等的副作用。

4．抗凝药如肝素、双嘧达莫等，若出现皮肤黏膜、口腔、胃肠道等的出血倾向时，应及时减药并给予对症处理，必要时停药。

（五）心理护理由于本病病程长，易反复发作，患者可能会出现各种不良的情绪反应，如焦虑、悲观、失望等。护士应了解患者及家属的心理反应，同情、安慰患者，耐心回答患者的问题，并及时解决。经常巡视病房，与患者进行有效地沟通，增加患者的信任感。

（六）积极预防感染

1．保持病区环境清洁、舒适，定期做好病室的空气消毒，用消毒药水拖地板、湿擦桌椅等。病室内保持合适的温、湿度，定时开放门窗进行通风换气，尽量减少病区的探访人次，对有上呼吸道感染者应限制探访。同时指导患者少去公共场所等人多聚集的地方。遇寒冷季节，嘱患者少外出，注意保暖。做好生活护理，指导和协助患者进行全身皮肤、口腔黏膜的清洁。保持水肿皮肤清洁、干燥，避免损伤。

2．观察感染征象监测生命体征，注意体温有无升高。观察患者有无出现皮肤感染、咳嗽、咳痰、肺部湿啰音、尿路刺激征、腹膜刺激征等。

3．指导患者预防感染告知患者及家属积极预防感染的重要性，让患者认识到加强营养、注意休息、保持个人卫生、防止外界环境中病原微生物的侵入等是预防感染的根本措施。减少感染可避免加重病情，减少旧病复发，有利于促进疾病的康复。

4．感染护理　出现感染情况时，按医嘱正确采集患者的血、尿、痰、腹水等标本送检。根据药敏试验使用有效的抗生素，观察用药后感染有无得到控制。

第三节　急性肾功能衰竭患者的护理

【概述】

急性肾功能衰竭（acute renal failure，ARF）是指由于各种病因引起肾功能在短时间内（数小时或数天）急剧下降而出现的临床综合征。主要表现为血肌酐（cr）和尿素氮（BuN）升高，水、电解质和酸碱平衡失调及全身各系统并发症。本综合征有广义和狭义之分，广义的急性肾衰竭可分为肾前性、肾性和肾后性 3 类。狭义的急性肾衰竭是指急性肾小管坏死（acute tubular necrosis，ATN）。本节主要以 ATN 为代表进行叙述。

【临床表现】

通常临床表现因致病的基本病因、病情轻重及病期而有所不同。急性肾小管坏死是肾性急性肾衰竭最常见的类型。患者可出现血肌酐(Cr)或尿素氮(BuN)在严重疾病过程中突然明显上升、尿量明显减少或其他有关肾功能急性减退的症状，如神经、心血管或肺部相应症状。典型急性肾衰竭病例分为少尿期、多尿期、恢复期三个时期，但在临床许多病例中三个时期不一定均出现。

（一）少尿期一般持续 5～7 天，有时可达 10～14 天甚至可持续 4～6 周，主要症状如下：

1. 尿量明显减少每日尿量少于 400ml 称为少尿，少于 100ml 称为无尿。肾小球滤过率保持在低水平，许多患者可出现少尿（<400ml / d）或无尿（<100ml / d）。但有些患者可没有少尿，尿量在 400ml / d 以上，称非少尿型急性肾衰竭，其病情大多相对较轻，预后较好。然而不论尿量是否减少，随着肾功能减退，临床上均可出现一系列尿毒症表现。

2. 急性肾衰竭的系统症状　根据病情、脏器损害程度及合并水、电解质、酸碱平衡紊乱严重程度而异。由于肾功能损害突然出现，机体对内环境稳定失调未能及时代偿，因此尿毒症症状较慢性肾功能衰竭更为明显。

（1）消化系统症状为最早出现的系统症状，可有食欲减退、恶心、呕吐、腹胀、腹泻等，严重者可发生消化道出血。

（2）呼吸系统症状除肺部感染的症状外，因容量负荷过度，可出现呼吸困难、咳嗽、憋气、胸痛等症状。部分病例可发生急性呼吸窘迫综合征，预后差。

（3）循环系统症状多因少尿和未控制饮水，以致体液过多而出现高血压、心力衰竭和肺水肿表现，患者可出现气促、端坐呼吸、肺部湿啰音等，尤其年老体弱者。因毒素滞留、电解质紊乱、贫血及酸中毒，可引起各种心律失常及心肌病变。

（4）神经系统症状可出现意识障碍、躁动、谵妄、抽搐、昏迷等尿毒症脑病症状。

（5）血液系统症状严重肾功能衰竭可有出血倾向，可表现为弥散性血管内凝血。

（6）其他常伴有感染，感染是急性。肾衰竭的主要死亡原因之一。此外，在急性肾衰竭同时或在疾病发展过程中还可合并多脏器功能衰竭。

3．水、电解质和酸碱平衡失调　其中高钾血症、代谢性酸中毒最为常见。

（1）代谢性酸中毒：由于肾小球滤过功能降低，使酸性代谢产物排出减少，同时又因急性肾衰竭常合并高分解代谢状态，使酸性产物明显增多。表现为恶心、呕吐、疲乏、嗜睡和呼吸深大。

（2）高钾血症：少尿期钾排泄减少使血钾升高；若并发感染、热量摄入不足及组织大量破坏均可使钾从细胞内释放到细胞外液，引起高钾血症；此外，酸中毒也可引起血钾升高。高钾血症是少尿期的主要死因。患者可出现恶心、呕吐、四肢麻木、烦躁、胸闷等症状，并可发生心率减慢、心律不齐，甚至室颤、心搏骤停。

（3）低钠血症：主要是由于水潴留引起稀释性低钠血症。

（4）其他：可有低钙、高磷、低氯血症等，但远不如慢性肾衰竭时明显。

（二）多尿期指尿量从少尿逐渐增加以至超过正常量的时期，此期一般持续1～3周。肾小管上皮细胞功能已有某种程度恢复，但近端肾小管上皮细胞对水钠重吸收尚未完全正常，因此滤过液从尿中大量丢失；再加上肾小球滤过功能已有一定程度好转，少尿期在体内积聚的代谢产物，在通过肾单位时产生渗透性利尿，尿量可以增多，每日可达3000～5000ml，甚至更多。尿比重偏低。

（三）恢复期　肾小球滤过率逐渐恢复至正常或接近正常范围。尿量正常或较正常偏多，大多数患者可有体力改善。与肾小球滤过率相比，肾小管上皮细胞功能（溶质和水的重吸收）的恢复相对延迟，常需数月后才能恢复。部分病例肾小管浓缩功能不全可持续1年以上，若肾功能持久不恢复，提示肾脏遗留有永久性损害。

【护理】

（一）饮食护理对于能进食的患者，给予高生物效价的优质蛋白饮食，蛋白质的摄入量应限制在0．8 /(kg·d)，并适量补充必需氨基酸。对有高分解代谢或营养不良以及接受透析的患者，其蛋白质摄入量可适当放宽。给予高碳水化合物和高脂肪饮食，以供给足够的热量，保持机体正氮平衡。急性肾衰竭患者每天所需热量为147kJ / kg(35kcal / kg)。尽可能减少钠、钾、氯的摄入量。对于有恶心、呕吐的患者，可遵医嘱用止吐剂以减轻症状，待其舒适时再给予清淡饮食，并做好口腔护理，增进食欲。不能经口进食者可用鼻饲或静脉补充营养物质。监测反映机体营养状况的指标是否改善，如血浆白蛋白等。

（二）休息与体位应绝对卧床休息以减轻肾脏负担，抬高水肿的下肢，昏迷者按昏迷患者护理常规进行护理。

（三）维持与监测水平衡坚持“量出而入”的原则。严格记录 24h 出入液量，同时将出入量的记录方法、内容告诉患者，以便得到患者的充分配合。

1.严密观察患者有无体液过多的表现①有无水肿；②每天的体重有无增加，若 1 天增加 0．5kg 以上，提示补液过多；③血清钠浓度是否正常，若偏低且无失盐，提示体液潴留；④正常中心静脉压为 6～10cmH20(0．59～0．98kPa)，若高于 12cmH20(1．17kPa)，提示体液过多；⑤胸部 x 片血管影有无异常，肺充血征象提示体液潴留；⑥若无感染征象，出现心率快、呼吸加速和血压增高，应怀疑体液过多。

2．监测并及时处理电解质、酸碱平衡失调①监测血清电解质的变化，如发现异常及时通知医生处理；②密切观察有无高钾血症的征象，如脉律不齐、肌无力、心电图改变等。血钾高者应限制钾的摄入或忌用富含钾的食物，如紫菜、菠菜、苋菜、薯类、山药、坚果、香蕉、香菇、榨菜等。预防高钾血症的措施还包括积极预防和控制感染、及时纠正代谢性酸中毒、禁止输入库存血等；③限制钠盐摄入；④密切观察有无低钙血症的征象，如手指麻木、易激惹、腱反射亢进、抽搐等。如发生低钙血症，可摄入含钙量较高的食物如牛奶，并可遵医嘱使用活性维生素 D 及钙剂等。

第四节　慢性肾功能衰竭患者的护理

【概述】

慢性肾功能衰竭（chronic renal failure，CRF）见于各种慢性肾脏疾病的晚期，为各种原发和继发性慢性肾脏疾病持续发展的共同转归。由于肾功能缓慢进行性减退，最终出现以代谢产物潴留、水、电解质紊乱、酸碱平衡失调和全身各系统症状为主要表现的临床综合征。据统计，每 1 万人口中，每年约有 1 人发生慢性肾衰竭。

肾脏有强大的贮备能力，当肾小球滤过率（GFR）降至正常的35%～50%时，患者可能不出现症状，血肌酐正常。随着病情的进展，根据肾小球滤过功能降低的程度，将慢性肾衰竭分为三个阶段：①慢性肾衰竭早期：即GFR降至20%～35%时，肾难以代偿，出现氮质血症，血肌酐已升高，但无临床症状；②慢性肾衰竭期：此期肾单位进一步破坏，GFR低至正常的10%～20%，血肌酐显著升高（为450～707μmol/L），患者贫血较明显，夜尿增多及水电解质失调，并可有轻度胃肠道、心血管和中枢神经系统症状；③慢性肾衰竭晚期：又称尿毒症期，此期GFR<10ml/min，血肌酐>707μmoL/L，I临床出现显著的各系统症状和血生化异常。

【临床表现】

慢性肾衰竭的病变十分复杂，可累及人体各个脏器，出现各种代谢紊乱，从而构成尿毒症的临床表现。

（一）系统症状

1．胃肠道表现食欲不振是常见的最早期表现。另外，患者多有恶心呕吐、腹胀、腹泻、舌和口腔黏膜溃疡，患者口气常有尿味。

2．心血管系统表现

（1）高血压大部分患者存在不同程度的高血压。高血压主要是由于水钠潴留引起的，也与肾素活性增高有关。高血压可引起左心室扩大、心力衰竭、动脉硬化以及加重肾损害，少数发生恶性高血压。

（2）心力衰竭是常见死亡原因之一。其原因大多与水钠潴留及高血压有关，部分患者亦与尿毒症性心肌病有关。尿毒症心肌病的病因可能与代谢废物的潴留和贫血等有关。

（3）尿毒症性心包炎 主要见于透析不充分者（透析相关性心包炎），临床表现与一般心包炎相同，但心包积液多为血性，可能与毛细血管破裂有关。

严重者有心脏压塞症。

（4）动脉粥样硬化本病患者常有高甘油三酯血症及轻度胆固醇升高，动脉粥样硬化发展迅速，是主要的死亡原因之一。

3. 血液系统表现

（1）贫血　尿毒症患者常有贫血，为正常色素性正细胞性贫血。

（2）出血倾向常表现为皮下出血、鼻出血、月经过多等。出血倾向与外周血小板破坏增多、出血时间延长、血小板聚集和黏附能力下降等有关。

（3）白细胞异常本病患者中性粒细胞趋化、吞噬和杀菌的能力减弱，因而容易发生感染。部分患者白细胞减少。

4. 呼吸系统表现可出现尿毒症性支气管炎、肺炎、胸膜炎等，酸中毒时呼吸深而长。

5. 神经、肌肉系统表现早期常有疲乏、失眠、注意力不集中等精神症状，后期可出现性格改变、抑郁、记忆力下降、谵妄、幻觉、昏迷等。晚期患者常有周围神经病变，患者可出现肢体麻木、深腱反射消失、肌无力等。

6. 皮肤症状常见皮肤瘙痒。患者面色较深而萎黄，轻度浮肿，呈“尿毒症”面容，与贫血、尿素霜的沉积等有关。

7. 肾性骨营养不良症可出现纤维性骨炎、尿毒症骨软化症、骨质疏松症和骨硬化症，骨病有症状者少见。早期诊断主要靠骨活组织检查。

8. 内分泌失调本病患者的血浆活性维生素 D3、红细胞生成激素（EPO）降低。常有性功能障碍，女性可出现闭经、不孕等。

9. 易于并发感染　感染为主要死因之一。以肺部和尿路感染常见，血透患者易发生动静脉瘘感染、肝炎病毒感染等。

10. 其他可有体温过低、碳水化合物代谢异常、高尿酸血症、脂代谢异常等。

（二）水、电解质和酸碱平衡失调如高钠或低钠血症、水肿或脱水、高钾或低钾血症、低钙血症、高磷血症、代谢性酸中毒等。

【护理 】

（一）饮食护理应限制蛋白质的摄入量，以降低血 BuN，减轻尿毒症症状，还有利于降低血磷和减轻酸中毒。长期低蛋白饮食的患者，给予足量的碳水化合物和脂肪，以减少体内蛋白质的分解。

1．蛋白质的供给应根据患者的 GFR 来调整蛋白质的摄入量。当 GFR<50mb／min 时，应开始限制蛋白质的摄入，且要求饮食中 60％以上的蛋白质是富含必需氨基酸的蛋白（即高生物价优质蛋白），如鸡蛋、牛奶、瘦肉等。当 GFR<5ml／min 时，每日摄入蛋白质约为 20g(0．38／kg)，此时患者需应用必需氨基酸疗法；当 GFR 在 5～10ml／min 时，每日摄入的蛋白约为 25g(0．4g／kg)；GFR 在 10～20ml／min 者约为 35g(0．6g／kg)；GFR>20mE／rain 者约 40g(0．7g／kg)。尽量少摄入植物蛋白，如花生、豆类及其制品，因其含非必需氨基酸多。米、面中所含的植物蛋白也要设法去除，如可部分采用麦淀粉作主食。

静脉输入必需氨基酸应注意输液速度。输液过程中若有恶心、呕吐应给予止吐剂，同时减慢输液速度。切勿在氨基酸内加入其他药物，以免引起不良反应。

2．热量的供给患者充足的热量，以减少体内蛋白质的消耗。每日供应热量 125．6KJ／kg(30kcal／kg)，主要由碳水化合物和脂肪供给。为摄入足够的热量，可食用植物油和食糖，如觉饥饿，可食芋头、马铃薯、苹果、马蹄粉等。也应注意供给富含维生素 C、B 族维生素和叶酸的食物。对已开始透析的患者，应改为透析时的饮食疗法

3．钠的摄入除有水肿、高血压和少尿者要限制食盐外，一般不加以严格限制。因为在 GFR<10ml／min 前，通常能排出多余的钠，而在缺乏时，却不能相

应减少钠的排出。

4．钾的摄入只要尿量>1000ml／d，一般不需限制饮食中的钾。患者有高钾血症时，应限制含钾量高的食物摄入，如白菜、萝卜、梨、桃、葡萄、西瓜等。

5．高钙、低磷饮食如有低钙血症摄入含钙量较高的食物如牛奶，遵医嘱使用活性维生素D及钙剂等。每日磷的摄入量<600mg。

6．饮水有尿少、水肿、心力衰竭者，严格控制入液量（入液量一般为400～700ml＋前一日的尿量），已进行透析的患者，同样应强调量出而入的原则。为减轻患者的烦渴现象。可用含冰块代替饮水。限制钠盐的摄入。尿量>1000ml／d而无水肿者，不宜限制水的摄入。

7．改善患者食欲采取有效措施改善患者的食欲，如适当增加活动量，尽量使食物色、香、味俱全，有良好的感官性状，进食前最好能休息片刻，提供整洁、舒适的进食环境，少量多餐。慢性肾衰竭患者胃肠道症状较明显，口中常有尿味，应加强口腔护理，以增进食欲。

（二）保证充足的休息慢性肾衰竭患者应卧床休息，避免过度劳累。对病情较重、心力衰竭者，应绝对卧床休息。提供安静的休息环境，病室定期通风并做空气消毒，协助患者做好各项生活护理。皮肤瘙痒时可遵医嘱用止痒剂，避免用力搔抓。

（三）注意监测血清电解质的变化，如血钾、钠、钙、磷，发现异常及时通知医生处理。密切观察高钾血症的征象，如脉搏不规则、肌无力、心电图改变等。患者有高钾血症时，除限制含钾量高的食物的摄入外，还应积极预防感染、及时纠正代谢性酸中毒、禁止输入库存血等。观察低钙血症的症状，如手指麻木、易激惹、腱反射亢进、抽搐等。如有低钙血症，可摄入含钙量较高的食物如牛奶，遵医嘱使用活性维生素D及钙剂等。

（四）定期监测血。BUN、血肌酐、人体血白蛋白、血红蛋白等的变化。

（五）病情观察定时测量生命体征，注意有无胸痛、呼吸困难、头晕等病情变化。每日定时测量体重，准确记录出入量，包括服药时的饮水量。如短期内体重迅速增加、出现水肿或水肿加重、血压升高、意识改变、心率加快、肺底湿啰音、颈静脉怒张等，及时通知医师处理。

（六）用药护理积极纠正患者的贫血，如遵医嘱用促红细胞生成激素，观察用药后反应，如头痛、高血压、癫痫发作等，定期查血红蛋白和血细胞比容等。遵医嘱用降压药、强心药等。使用利尿剂和血管扩张剂者，注意观察利尿效果。

第七章　内分泌代谢性疾病患者的护理

第一节　腺垂体功能减退症患者的护理

【概述】

腺垂体功能减退症是由于腺垂体激素分泌减少或缺乏所致的复合症群，可以是单种激素减少如生长激素（GH）、催乳素（PRL）缺乏或多种激素如促性腺激素（Gn）、促甲状腺激素（TSH）、促肾上腺皮质激素（ACTH）同时缺乏。腺垂体功能减退症可原发于垂体病变，或继发于下丘脑病变，表现为甲状腺、肾上腺、性腺等功能减退和（或）蝶鞍区占位性病变。临床表现变化较大，容易造成诊断延误，但补充所缺乏的激素治疗后症状可迅速缓解。

【临床表现】

据估计，约 50%以上腺垂体组织破坏后才有症状，75%破坏时有明显临床表现，破坏达 95%可有严重垂体功能减退。最早表现为促性腺激素、生长激素和催乳素缺乏；促甲状腺激素缺乏次之；然后可伴有 ACTH 缺乏。希恩综合征患者多表现为全垂体功能减退，但无占位性病变表现。垂体功能减退主要表现为各靶腺（性腺、甲状腺、肾上腺）功能减退。

（一）性腺功能减退常最早出现。女性多有产后大出血、休克、昏迷病史，表现为产后无乳、乳房萎缩、月经不再来潮、性欲减退、不育、性交痛等；检查有阴道分泌物减少，外阴、子宫和阴道萎缩，毛发脱落，尤以阴毛、腋毛为甚。成年男子性欲减退、勃起功能障碍，检查睾丸松软缩小，胡须、腋毛和阴毛稀少，无男性气质，皮脂分泌减少，骨质疏松。

（二）甲状腺功能减退患者怕冷、嗜睡、思维迟钝、精神淡漠，皮肤干燥变粗、苍白、少汗、弹性差。严重者可呈黏液性水肿、食欲减退、便秘、抑郁、精神失常、心率缓慢等。

（三）肾上腺皮质功能减退患者常有明显疲乏、软弱无力、食欲不振、恶心、呕吐、体重减轻，血压偏低。因黑色素细胞刺激激素减少可有皮肤色素减退，面色苍白，乳晕色素浅淡，有别于慢性肾上腺功能减退症。对胰岛素敏感者可有血糖降低，生长激素缺乏可加重低血糖发作。

（四）垂体功能减退性危象（简称垂体危象）　在全垂体功能减退症基础上，各种应激如感染、败血症、腹泻、呕吐、失水、饥饿、寒冷、急性心肌梗死、脑卒中、手术、外伤、麻醉及使用镇静剂、催眠药、降糖药等均可诱发垂体危象。临床表现为：①高热型（体温>40℃）；②低温型（体温<300C）；③低血糖型；④低血压、循环虚脱型；⑤水中毒型；⑥混合型。各种类型可伴有相应的症状，突出表现为循环系统、消化系统和神经精神方面的症状，如高热、循环衰竭、休克、恶心、呕吐、头痛、神志不清、谵妄、抽搐、昏迷等严重垂危状态。

另外，生长激素不足成人一般无特殊症状，儿童可引起侏儒症。垂体内或其附近肿瘤压迫症群除有垂体功能减退外，还伴有占位性病变的体征如视野缺损、眼外肌麻痹、视力减退、头痛、嗜睡、多饮多尿、多食等下丘脑综合征。

【护理 】

（一）饮食护理指导患者进食高热量、高蛋白、高维生素，易消化的饮食，少量多餐，以增强机体抵抗力。

（二）垂体危象的护理

1．避免诱因　避免感染、失水、饥饿、寒冷、外伤、手术、不恰当用药等诱因。

2. 病情监测　密切观察患者的意识状态、生命体征的变化，注意有无低血糖、低血压、低体温等情况。评估患者神经系统体征以及瞳孔大小、对光反射的变化。

3. 紧急处理配合一旦发生垂体危象，立即报告医师并协助抢救。主要措施有：①迅速建立静脉通路，补充适当的水分，保证激素类药及时准确使用；②保持呼吸道通畅，给予氧气吸入；③低温者应保暖，高热型患者给予降温处理；④做好口腔护理、皮肤护理，保持排尿通畅，防止尿路感染。

第二节　糖尿病患者的护理

【概述】

糖尿病（diabetes mellitus）是一种常见的内分泌代谢疾病，是由多种病因引起胰岛素分泌或作用的缺陷，或者两者同时存在而引起的以慢性高血糖为特征的代谢紊乱。除碳水化合物外，尚有蛋白质、脂肪代谢紊乱和继发性水、电解质代谢紊乱。久病可引起多系统损害，导致眼、肾、神经、心脏、血管等组织的慢性进行性病变，引起功能缺陷及衰竭。重症或应激时可发生酮症酸中毒、高渗性昏迷等急性代谢紊乱。

糖尿病的患者数正随着人口老化、生活方式的改变和生活水平的提高，以及诊疗技术的提高而迅速增加。我国 1996 年按 wHO 标准对全国 11 省市 20～75 岁 42751 人进行流行病学调查，结果发现糖尿病患病率为 3. 21%，糖耐量减低（IGT）患病率为 4. 76%。wHO1997 年报告，全世界约有 1. 35 亿糖尿病患者，预测到 2025 年将上升到 3 亿。糖尿病已成为严重威胁人类健康的世界性公共卫生问题。

【临床表现】

（一）代谢紊乱综合征①多尿、烦渴、多饮；②善饥多食；③消瘦、疲乏无力、体重减轻。以上症状常被称为“三多一少”，即多尿、多饮、多食和体重减轻；④皮肤瘙痒，如并发真菌感染，瘙痒更加严重。⑤其他症状：有四肢酸痛、麻木、腰痛、性欲减退、阳痿不育、月经失调、便秘等。也有一部分患者并无明显“三多一少”症状，仅因体检或检查其他疾病，或妊娠检查时偶然发现高血糖。

（二）糖尿病急性并发症

1．糖尿病酮症酸中毒（DKA） 多数患者在发生意识障碍前有糖尿病加重表现。早期表现为疲乏软弱、四肢无力、极度口渴、多饮多尿。当出现酸中毒时，则表现为食欲减退、恶心、呕吐，常伴头痛、嗜睡、烦躁、呼吸加快有烂苹果味（丙酮味）。病情进一步发展出现严重失水、尿量减少、皮肤干燥、弹性差、眼球下陷、脉细速、血压下降。晚期各种反射迟钝，甚至消失，昏迷。也有少数患者出现腹痛等急腹症的表现。部分糖尿病患者以DKA为首发表现。

2．高渗性非酮症糖尿病昏迷（简称高渗性昏迷） 是糖尿病急性代谢紊乱的另一种临床类型 i 多见于50～70岁的老人，男女发病率相似。约2／3患者于发病前无糖尿病病史或仅为轻症。起病时先有多尿、多饮，但多食不明显，或反而食欲减退，失水随病程进展逐渐加重，出现神经精神症状，表现为嗜睡、幻觉、定向障碍、偏盲、偏瘫等，最后陷入昏迷。实验室检查：尿糖强阳性，早期尿量明显增多，晚期尿少或尿闭。血糖常高至33．3mmol／，L以上。

3．感染糖尿病患者常发生疖、痈等皮肤化脓性感染，可反复发生，有时可引起败血症或脓毒血症。足癣、甲癣、体癣等皮肤真菌感染也较常见，女性患者常合并真菌性阴道炎。肺结核发病率高，进展快，易形成空洞。肾盂肾炎和膀胱炎为泌尿系统最常见感染，尤其多见于女性，常反复发作，多转为慢性肾盂肾炎。肾乳头坏死是严重的并发症，不多见，典型表现为高热、肾绞痛、血尿、尿中排出坏死的肾乳头组织，病死率颇高。

（三）糖尿病慢性并发症

糖尿病的慢性并发症可遍及全身器官，这些并发症可单独出现，也可以不同组合同时或先后出现。

1. 心血管病变糖尿病患者易伴发动脉粥样硬化。肢体外周动脉粥样硬化常以下肢动脉病变为主，表现为下肢疼痛、感觉异常和间歇性跛行，严重供血不足可致肢体坏疽。糖尿病对心脏的影响包括：糖尿病心脏微血管病变、大血管病变、心肌病变和心脏自主神经功能紊乱，统称为糖尿病心脏病。

2. 肾脏病变糖尿病肾病指毛细血管间肾小球硬化症，是糖尿病主要的微血管病变之一，多见于糖尿病病史超过 10 年者，是 1 型糖尿病患者的主要死亡原因。

3.神经病变糖尿病神经病变可累及中枢神经及周围神经，尤以后者为常见，通常为对称性，下肢较上肢严重。临床表现为先出现肢端感觉异常，如袜子或手套状分布，伴麻木、烧灼、针刺感或如踏棉垫感，有时伴痛觉过敏。随后有肢体疼痛，呈隐痛、刺痛，夜间及寒冷季节加重。后期累及运动神经，可有肌力减弱以至肌萎缩和瘫痪。肌肉萎缩多见于手、足小肌肉和大腿肌。自主神经损害也较常见，并可较早出现，影响胃肠、心血管、泌尿系统和性器官功能，临床表现为瞳孔改变、排汗异常、直立性低血压、心动过速、腹泻或便秘以及尿潴留、尿失禁、阳痿等。

4. 眼部病变糖尿病性视网膜病变也是糖尿病微血管病变的重要表现，多发生于病程超过 10 年者，是糖尿病患者失明的主要原因之一。

5. 糖尿病足糖尿病患者因末梢神经病变，下肢动脉供血不足以及细菌感染等各种因素，引起足部疼痛、皮肤深溃疡、肢端坏疽等病变，统称为糖尿病足。

【护理 】

（一）饮食护理合适的饮食有利于减轻体重，控制高血糖和防止低血糖，

改善脂代谢紊乱和高血压。因此护士应向患者介绍饮食治疗的目的、意义及具体措施并督促落实，以取得最佳效果。具体方法如下

1．总热量根据患者性别、年龄和身高查表，或用简易公式算出理想体重：[理想体重(kg)=身高(cm)～105]，然后根据理想体重计算每日所需总热量。成年人休息状态下每日每千克理想体重给予热量105～125．5kJ(25～30kcal)，轻体力劳动125．5～146kJ(30～35kcal)，中度体力劳动146～167kJ(35～40kcal)，重体力劳动167kJ（40kcal）以上。儿童、孕妇、乳母、营养不良和消瘦、伴有消耗性疾病者应酌情增加，肥胖者酌情减少，使体重逐渐恢复至理想体重的±5%。

2．碳水化合物、蛋白质和脂肪的分配碳水化合物约占饮食总热量的50%～60%，提倡用粗制米、面和一定量的杂粮。蛋白质含量一般不超过总热量的15%，成人每日每千克理想体重0．8～1．2g；儿童、孕妇、乳母、营养不良或伴有消耗性疾病者宜增至1．5～2．0g；伴有糖尿病肾病而肾功能正常者应限制至0．8g；血尿素氮升高者，应限制在0．68g，其中至少有1／3来自动物蛋白质。脂肪约占总热量30%。

3．每餐热量合理分配按食品成分将上述热量分配换算为食物重量，并制订成食谱。根据患者生活习惯、病情和配合药物治疗的需要进行安排。可按每日三餐分配为1／5、2／5、2／5或1／3、1／3、1／3；也可按4餐分为1／7、2／7、2／7、2／7。

4．糖尿病患者饮食注意事项

（1）严格定时进食。对于使用胰岛素或口服降糖药物的患者尤应注意。

（2）控制饮食的关键在于控制总热量。当患者因饮食控制而出现易饥的感觉时，可增加蔬菜、豆制品等副食。在蔬菜中碳水化合物含量小于5%的有南瓜、青蒜、小白菜、油菜、菠菜、西红柿、冬瓜、黄瓜、芹菜、大白菜、茄子、

卷心菜、茭白、韭菜、丝瓜等。在保持总热量不变的原则下，凡增加一种食物时应同时减去另一种食物，以保证饮食平衡。体重过重者，忌吃油炸、油煎食物。炒菜宜用植物油，且要少食动物内脏、蟹黄、虾子、鱼子等含胆固醇高的食物。限制饮酒，每天食盐<6g，以免促进和加重心、肾血管并发症的产生。

（3）严格限制各种甜食，包括各种食糖、糖果、甜点心、饼干、冷饮、水果及各种含糖饮料等。患者需甜食时，可食用糖精、木糖醇或其他代糖品。若偶然发生低血糖时，可立即饮用易于吸收的果汁、糖水或吃少量糖果予以缓解。经常出现低血糖者，应报告医师，调整饮食或药物。

（4）患者进行体育锻炼时不宜空腹，应补充少量食物，防止低血糖。

（5）保持大便通畅、多食含纤维素高的食物，包括豆类、蔬菜、粗谷物、含糖分低的水果等，每日饮食中食用纤维含量>40g 为宜。因食物中纤维素含量高可加速食物通过肠道，从而延迟和减少糖类食物在肠道的吸收，使餐后血糖下降，同时增加肠蠕动，有利于大便通畅；纤维素体积大，进食后使人有饱食感，有利于减肥。

（6）每周定期测量体重一次，衣服重量要相同，且用同一磅秤。如果体重改变>2kg，应报告医师。

（二）休息与运动

1．糖尿病患者除并发酮症酸中毒、活动性肺结核、严重心血管病等并发症外，不必过多休息，尤其对 2 型肥胖患者应鼓励运动和适当体力劳动。但须避免过度疲劳和精神紧张的体育比赛，以免兴奋交感神经及胰岛 A 细胞等，导致血糖升高。

2．适当的运动有利于减轻体重，提高胰岛素敏感性，改善血糖和脂代谢紊乱，还可减轻患者的压力和紧张情绪，使人心情舒畅。最好做有氧运动，如步行、慢跑、骑自行车、做广播操、太极拳、球类活动等，其中步行活动安全，容易坚持，可作为首选的锻炼方式。有氧运动可达到重复大肌肉运动，加强心肺功能及降低血糖的目的。合适的活动强度可根据患者具体情况决定，每日一次，用胰岛素或口服降糖药物者最好每日定时活动。肥胖患者可适当增加活动次数。运动的注意事项：

（1）运动前评估糖尿病的控制情况，根据患者具体情况决定运动方式、时间以及所采用的运动量。

（2）运动应尽量避免恶劣天气，天气炎热应保证水的摄入，寒冷天气要注意保暖。随身携带糖果，当出现饥饿感、心慌、出冷汗、头晕及四肢无力或颤抖等低血糖症状时及时食用。身体状况不良时应暂停运动。

（3）由于运动可加重心脏负担，使血浆容量减少，血管收缩，有诱发心绞痛、心肌梗死和心律失常的危险，还可使肾血流减少使糖尿病肾病加重；运动时血压上升，增加玻璃体和视网膜出血的可能性。因此，在运动中若出现胸闷、胸痛、视力模糊等应立即停止并及时处理。

（4）运动时随身携带糖尿病卡，卡上写有本人的姓名、年龄、家庭住址、电话号码和病情，以备急需。

（5）运动后应做好运动日记，以便观察疗效和不良反应。

（三）口服降糖药物护理

1．护士除了解各类降糖药物的作用、剂量、用法外，还应掌握药物的副作用和注意事项，指导患者正确服用，及时纠正不良反应。

（1）磺脲类药物主要副作用是低血糖反应，同时还有程度不同的胃肠道反应、皮肤瘙痒、胆汁淤积性黄疸、肝功能损害、再生障碍性贫血、溶血性贫血、血小板减少、白细胞减少等。

（2）双胍类药物不良反应有腹部不适、口中金属味、恶心、畏食、腹泻等，偶有过敏反应。因双胍类药物促进无氧糖酵解，产生乳酸，在肝、肾功能不全、休克或心力衰竭者可诱发乳酸性酸中毒。

2．观察患者血糖、尿糖、尿量和体重变化，评价药物疗效。

3．指导患者按时进餐，切勿提前或推后。

（四）胰岛素治疗的护理

1．准确执行医嘱做到制剂种类正确，剂量准确，按时注射。

2．注射时间、部位和方法掌握胰岛素的注射时间，普通胰岛素于饭前半小时皮下注射，低精蛋白锌胰岛素在早餐前 1h 皮下注射。长、短效胰岛素混合使用时，应先抽吸短效胰岛素，再抽吸长效胰岛素，然后混匀，切不可逆行操作，以免将长效胰岛素｝昆人短效内，影响其速效性。胰岛素采用皮下注射法，宜选择上臂三角肌、臀大肌、大腿前侧、腹部等部位，注射部位应交替使用以免形成局部硬结和脂肪萎缩，影响药物吸收及疗效。注射胰岛素时应严格无菌操作，防止发生感染。

3．胰岛素不良反应的观察及处理胰岛素不良反应包括：①低血糖反应，是最主要的不良反应，与剂量过大或（和）饮食失调有关。表现有头昏、心悸、多汗、饥饿甚至昏迷；②胰岛素过敏，表现为注射部位瘙痒，继而出现荨麻疹样皮疹。全身性荨麻疹少见，可伴恶心、呕吐、腹泻等胃肠症状，罕见严重过敏反应（如血清病、过敏性休克）；③注射部位皮下脂肪萎缩或增生，停止使用该部位后可缓慢自然恢复；④及时检测血糖，发生低血糖反应者，根据病情进食糖果、含糖饮料或静注 50％葡萄糖液 20～30ml；对过敏反应者，立即更换胰岛素制剂种类，使用抗组胺药、糖皮质激素及脱敏疗法等，严重过敏者需停止或暂时中断胰岛素治疗。

4．使用胰岛素治疗过程中应定期监测尿糖、血糖变化。

（五）预防感染的护理

1．皮肤护理糖尿病患者因皮肤抵抗力低，易发生感染，若发生外伤，伤口

常不易愈合。护士应加强患者的皮肤护理

（1）鼓励患者勤洗澡，勤换衣服，保持皮肤清洁，以防皮肤感染。

（2）指导患者选择质地柔软、宽松的内衣，避免穿有松紧带的衣服和使用各种约束带。

（3）如有皮肤感染时，应做伤口细菌培养以选用敏感的抗生素，伤口局部不可任意用药，尤其是刺激性药物。

（4）护理操作时应严格执行无菌技术。

2．呼吸道、口鼻腔的护理①预防上呼吸道感染，避免与肺炎、感冒、肺结核等呼吸道感染者接触；②指导患者保持口腔清洁卫生，做到睡前、早起要刷牙，重症患者应每日给予特殊口腔护理。

3．泌尿道的护理糖尿病患者因尿糖的刺激，会阴部皮肤常有瘙痒，尤其是女患者。每次小便后，要用温水清洗外阴部，洗后擦干，防止和减少瘙痒和湿疹发生。因自主神经功能紊乱造成的尿潴留，可采用膀胱区热敷、按摩和人工诱导排尿等方法排尿，尽量避免导尿以减少感染机会。若需导尿时，应严格执行无菌技术。

4．足部护理

（1）促进肢体的血液循环①冬天注意足部的保暖，避免长期暴露于寒冷或潮湿环境，尽量不用热水袋保暖，以避免烫伤皮肤而引起感染；②经常按摩足部，按摩方向由足端往上，避免直接按摩静脉曲张患处；③每天进行适度的运动，如散步、起坐等锻炼，以促进血液循环，避免同姿势站立过久。座位时，不要盘腿坐或两腿交叉坐；④积极戒烟。

（2）选择合适的鞋袜，避免足部受伤患者应选择轻巧柔软、拳头宽大的鞋子。若买鞋应在下午购买，站着试鞋，两只脚都试，以保证新鞋宽松合脚。新鞋不可一次穿得太久，第一次只穿半小时，以后逐渐增加穿着时间。袜子以弹性好、透气及散热性好的羊毛、棉毛质地为佳。

(3)保持足部清洁，避免感染勤换鞋袜，每天用中性肥皂和温水清洁足部，水温与体温相近即可，趾间要洗干净，洗净后应以清洁、柔软的毛巾轻轻擦干，若足部皮肤干燥，可用羊毛脂涂擦，但不可常用，以免皮肤过度浸软。修剪指甲避免太短，应与脚趾平齐。局部如有红、肿、热、痛，应立即治疗。

(4) 预防外伤指导患者不要赤脚走路，以防刺伤；外出时不可穿拖鞋，以免踢伤；冬天使用电热毯或烤灯时谨防烫伤；对鸡眼、胼胝、脚癣及时治疗。

(六) 酮症酸中毒、高渗性昏迷的护理

1. 病情监测

(1)在原有糖尿病基础上出现显著疲乏无力、极度口渴、食欲减退、恶心、呕吐、头痛、烦躁、嗜睡、呼吸深快有烂苹果味及意识改变者提示酮症酸中毒；若发病前无糖尿病病史或仅为轻症，因急性胃肠炎、胰腺炎、不合理限制水分、静脉输入葡萄糖液或因口渴大量饮用含糖饮料等诱因，患者出现多尿、多饮、食欲减退症状，进而表现为嗜睡、幻觉、定向障碍、偏盲、偏瘫等，最后陷入昏迷状态，应考虑为高渗性昏迷。

(2) 严密观察和记录患者神志、瞳孔、呼吸、血压、脉搏、心率及 24h 液体出入量等变化。

(3) 监测并记录血糖、尿糖、血酮、尿酮水平以及动脉血气分析和电解质变化，注意有无水、电解质及酸碱平衡紊乱。

2. 急救护理

(1) 立即建立两条静脉通路，准确执行医嘱，确保液体和胰岛素的输入。

(2) 患者绝对卧床休息，注意保暖，预防压疮和继发感染。昏迷者按昏迷常规护理。

第三节　痛风患者的护理

【概述】

痛风（gout）是一组异质性疾病，遗传性和（或）获得性引起的尿酸排泄减少和（或）嘌呤代谢障碍。临床特点为：高尿酸血症（hypeiuriccmia）、反复发作的痛风性关节炎、痛风石、间质性肾炎，严重者呈关节畸形及功能障碍，常伴有尿酸性尿路结石。本病根据其病因可分为原发性和继发性两大类。其中以原发性痛风占绝大多数。

【临床表现】

多见于中老年男性、绝经期后妇女，5%～25%患者有痛风家族史。发病前常有漫长的高尿酸血症病史。

（一）急性关节炎为痛风的首发症状，是尿酸盐结晶、沉积引起的炎症反应。表现为突然发作的单个，偶尔双侧或多关节红、肿、热、痛、功能障碍，可有关节腔积液，伴发热、白细胞增多等全身反应。常在夜间发作，因疼痛而惊醒，最易受累部位是跖关节，依次为踝、膝、腕、指、肘等关节。初次发作常呈自限性，一般经 1 一 2 天或数周自然缓解，缓解时局部偶可出现特有的脱屑和瘙痒表现。缓解期可数月、数年乃至终身。一般疼痛明显，少数症状轻微。

急性关节炎多于春秋发病，酗酒、过度疲劳、关节受伤、关节疲劳、手术、感染、寒冷、摄入高蛋白和高嘌呤食物等为常见的发病诱因。

（二）痛风石及慢性关节炎痛风石是痛风的一种特征性损害，是尿酸盐沉积所致。痛风石可存在于任何关节、肌腱和关节周围软组织，导致骨、软骨的破坏及周围组织的纤维化和变性。常多关节受累，且多见于关节远端，受累关节可表现为以骨质缺损为中心的关节肿胀，僵硬及畸形，无一定形状且不对称。痛风石以关节内及关节附近与耳轮常见。呈黄白色大小不一的隆起，小如芝麻，大如鸡蛋，初起质软，随着纤维增多逐渐变硬如石。严重时痛风石处皮肤发亮、皮薄、容易经皮破溃排出白色尿酸盐结晶，瘘管不易愈合。

（三）痛风性肾病是痛风特征性的病理变化之一。尿酸盐结晶沉积引起慢性器质性肾炎，进一步累及肾小球血管床，可出现蛋白尿、夜尿增多、血尿和等渗尿，进而发生高血压、氮质血症等肾功能不全表现。最终可因肾衰竭或并发心血管病而死亡。

（四）高尿酸血症与代谢综合征高尿酸血症常伴有肥胖、原发性高血压、高脂血症、2 型糖尿病、高凝血症、高胰岛素血症为特征的代谢综合征。

【护理 】

（一）休息与体位急性关节炎期，除关节红、肿、热、痛和功能障碍外，患者常有发热，应绝对卧床休息，抬高患肢，避免受累关节负重。也可在病床上安放支架支托盖被，减少患部受压。待关节痛缓解 72h 后，方可恢复活动。

（二）局部护理手、腕或肘关节受累时，为减轻疼痛，可用夹板固定制动，也可在受累关节给予冰敷或 25％硫酸镁湿敷，消除关节的肿胀和疼痛。痛风石严重时，可能导致局部皮肤溃疡发生，故要注意维持患部清洁，避免发生感染。

（三）饮食护理因痛风患者大多肥胖，热量不宜过高，应限制在 5020～627610／d(1200～1500kcaL／d)。蛋白质控制在 1g／(kg・d)，碳水化合物占总热量的 50％～60％。避免进食高嘌呤食物，如动物内脏、鱼虾类、蛤蟹、肉类、菠菜、蘑菇、黄豆、扁豆、豌豆、浓茶等。饮食宜清淡、易消化，忌辛辣和刺激性食物。严禁饮酒，并指导患者进食碱性食物，如牛奶、鸡蛋、马铃薯、各类蔬菜、柑橘类水果，使尿液的 pH 在 7．0 或以上，减少尿酸盐结晶的沉积。

（四）病情观察

1．观察关节疼痛的部位、性质、时间，有无午夜因剧痛而惊醒等。

2．观察患者受累关节有无红、肿、热和功能障碍。

3．患者有无过度疲劳、寒冷、潮湿、紧张、饮酒、饱餐、脚扭伤等诱发因素。

4．有无痛风石的体征，了解结石的部位及有无症状。

5．观察患者的体温变化，有无发热等。

6．监测血、尿尿酸的变化。

（五）心理护理患者由于疼痛影响进食和睡眠，疾病反复发作导致关节畸形和肾功能损害，思想负担重，常表现情绪低落、忧虑、孤独，护士应向其宣教痛风的有关知识，讲解饮食与疾病的关系，并给予精神上的安慰和鼓励。

（六）用药护理指导患者正确用药，观察药物疗效，及时处理不良反应。

1．秋水仙碱对于制止炎症、止痛有特效，该药一般口服，但常有胃肠道反应。若患者一开始口服即出现恶心、呕吐、水样腹泻等严重胃肠道反应，可采取静脉用药。但静脉用药可产生严重的不良反应，如肝损害、骨髓抑制、DIc、脱发、肾衰竭、癫痫样发作甚至死亡。应用时需慎重，必须严密观察。一旦出现不良反应，应及时停药。有骨髓抑制、肝肾功能不全、白细胞减少者禁用；孕妇及哺乳期间不可使用，治疗无效者，不可再重复用药。此外，静脉注射秋水仙碱时，切勿外漏，以免造成组织坏死。

2．使用丙磺舒、磺吡酮、苯溴马隆者，可有皮疹、发热、胃肠道反应等不良反应。使用期间，嘱患者多饮水、口服碳酸氢钠等碱性药。注意观察有无活动性消化性溃疡或消化道出血发生。

3．使用别嘌醇者除有皮疹、发热、胃肠道反应外，还有肝损害、骨髓抑制等，在肾功能不全者，宜减半量应用。

4．使用糖皮质激素的患者，应观察其疗效，密切注意有无症状的“反跳”现象，若同时口服秋水仙碱，可防止症状“反跳”。

第四节 骨质疏松症患者的护理

【概述】

骨质疏松症（osteoporosis）是一种以低骨量和骨组织微细结构破坏为特征，导致骨骼脆性增加，易发生骨折的代谢性疾病。本病各年龄期均可发病，但常见于老年人，尤其绝经期后的女性。骨质疏松症是一种临床综合征，其发病率为所有代谢性骨病之最。

骨质疏松症可分为两大类：①原发性：又分为两种亚型，即Ⅰ型（绝经后骨质疏松症）和Ⅱ型（老年性骨质疏松症）。Ⅰ型是由于雌激素缺乏所致，女性的发病率是男性的6倍以上，此型主要由破骨细胞介导，多数患者的骨转换率增高，亦称高转换型。Ⅱ型多见于60岁以上的老年患者，女性的发病率是男性的2倍以上，主要累及的部位是脊柱和髋骨；②继发性：继发于其他疾病，如性腺功能减退症、甲亢、1型糖尿病、库欣综合征、尿毒症、血液病、胃肠道疾病等。长期大剂量使用糖皮质激素也是重要原因之一。

【临床表现】

（一）骨痛和肌无力早期无症状，多数患者在严重的骨痛或骨折后才知道自己患了骨质疏松症。较重者常诉腰背疼痛或全身骨痛。骨痛通常为弥漫性，无固定部位，劳累或活动后可加重，不能负重或负重能力下降。

（二）身高变矮椎体骨折可引起驼背和身高变矮。腰椎压缩性骨折常导致胸廓畸形，可出现胸闷、气短、呼吸困难等，严重畸形还可引起心排出量下降，心血管功能障碍。

（三）骨折当骨量丢失超过20%以上时即可出现骨折。患者常因轻微活动或创伤而诱发，弯腰、负重、挤压或跌倒后发生骨折。多见于脊柱、髋部和前臂骨折。其中髋部骨折（股骨颈骨折）最常见，危害也最大，据报道，其病死率可达 10%～20%，致残率 50%。

【护理 】

（一）预防跌倒保证住院环境安全，如楼梯有扶手，梯级有防滑边缘，病房和浴室地面干燥，灯光明暗适宜，家具不可经常变换位置，过道避免有障碍物等。加强日常生活护理，将日常所需物如茶杯、开水、呼叫器等尽量放置床边，以利患者取用。指导患者维持良好姿势，且在改变姿势时动作缓慢。必要时可建议患者使用手杖或助行器，以增加其活动时的稳定性。衣服和鞋穿着要合适，大小适中，且有利于活动，加强巡视，对住院患者在洗漱及用餐时间，护士应加强意外的预防。当患者使用利尿剂或镇静剂时，要密切注意其因频繁的如厕以及精神恍惚所产生的意外。

（二）饮食护理增加富含钙质和维生素 D 的食物，补充足够维生素 A、维生素 C 及含铁的食物，以利于钙的吸收。适度摄取蛋白质及脂肪。戒烟酒，避免咖啡因的摄入过多。

（三）心理护理骨质疏松症患者由于疼痛及害怕骨折，常不敢运动而影响日常生活，当发生骨折时，需限制活动，不仅患者本身需要角色适应，其家属亦要面对此情境。因此，护士要协助患者及家属适应其角色与责任，尽量减少对患者康复治疗的不利因素。

（四）用药护理

1．服用钙剂时要增加饮水量，以增加尿量，减少泌尿系结石形成的机会，服用时最好在用餐时间外服用，因空腹时服用效果最好。同时服用维生素 D 时，不可和绿叶蔬菜一起服用，以免减少钙的吸收。

2．向患者说明性激素必须在医师的指导下使用，剂量要准确，并要与钙剂、维生素 D 同时使用，效果更好。服用雌激素应定期进行妇科检查和乳腺检查，反复阴道出血应减少用量，甚至停药。使用雄激素应定期监测肝功能。

3. 服用二磷酸盐时，护士应指导患者空腹服用，服药期间不加钙剂，停药期间可给钙剂或维生素 D 制剂。用阿伦磷酸盐时应晨起空腹服用，同时饮清水 200～300ml，至少在半小时内不能进食或喝饮料，也不能平卧，应采取立位或坐位，以减轻对食管的刺激，如果出现吞咽困难、吞咽痛或胸骨后疼痛，警惕可能发生食管炎、食管溃疡和食管糜烂情况，应立即停止用药。同时，应嘱患者不要咀嚼或吮吸药片，以防发生口咽部溃疡。

4. 服用降钙素应注意观察不良反应，如食欲减退、恶心、颜面潮红等。

（五）疼痛的护理

1. 休息为减轻疼痛，可使用硬板床，取仰卧位或侧卧位，卧床休息数天到 1 周，可缓解疼痛。

2. 对症护理使用骨科辅助物的患者必要时使用背架、紧身衣等，以限制脊椎的活动度和给予脊椎支持，从而减轻疼痛。对疼痛部位给予湿热敷，可促进血液循环，减轻肌肉痉挛，缓解疼痛。给予局部肌肉按摩，以减少因肌肉僵直所引发的疼痛。也可用超短波、微波或分米波疗法、低频及中频电疗法、磁疗法和激光等达到消炎和止痛效果。

3. 用药护理药物的使用包括止痛剂、肌肉松弛剂或抗炎药物，要正确评估疼痛的程度，按医嘱用药。

第八章　门静脉高压症患者的护理

正常门静脉压力为1．27～2．35kPa，当门静脉血流受阻、血液淤滞、压力>24cmH_2O时，称为门静脉高压症（portal hypeension）。

【解剖概要】

肝脏是体内唯一享受双重（门静脉和肝动脉）血液供应的器官，以门静脉血供为主，约占肝总血流量的70%～75%。门静脉主干由肠系膜上静脉和脾静脉汇合而成，在肝门处分为左、右两支分别入左、右半肝，其小分支和肝动脉小分支的血流汇合于肝小叶内的肝窦，然后流入肝小叶的中央静脉，再经肝静脉流入下腔静脉。所以，门静脉系位于两个毛细血管网之间：一端是胃、肠、脾、胰的毛细血管网，另一端是肝小叶内的肝窦（肝的毛细血管网）。门静脉系与腔静脉系之间存在四个交通支

（一）胃底、食管下段交通支门静脉血流经胃冠状静脉、胃短静脉，通过食管胃底静脉与奇静脉、半奇静脉的分支吻合后流入上腔静脉。

（二）直肠下端、肛管交通支门静脉血流经肠系膜下静脉、直肠上静脉与直肠下静脉、肛管静脉吻合，流入下腔静脉。

（三）前腹壁交通支门静脉（左支）的血流经脐旁静脉与腹上深静脉、腹下深静脉吻合，分别流入上、下腔静脉。

（四）腹膜后交通支在腹膜后有许多肠系膜上、下静脉的分支与下腔静脉的分支相互吻合。

四个交通支中，最主要的是胃底、食管下段交通支。这些交通柱在正常情况下都很细小，血流量很少。

【临床表现】

（一）脾肿大、脾功能亢进在门静脉高压症的早期即可有脾脏充血、肿大。程度不一，在左肋缘下可扪及。后期可伴有脾功能亢进。

（二）呕血和黑便食管胃底曲张静脉突然破裂发生大出血，是门静脉高压症时最凶险的并发症，一次出血量可达1000～2000ml。由于肝功能损害引起凝血功能障碍及脾功能亢进导致的血小板计数减少，因此一旦发生出血，难以自止。血液在胃肠内经胃酸及其他消化液的作用，随粪便排出时呈柏油样黑便。大出血、休克和贫血可致肝细胞严重缺氧坏死，极易诱发肝性脑病。据统计，首次大出血患者的死亡率可高达25%，在第一次大出血后的1～2年内，约50%患者可再次并发大出血。

（三）腹水是肝功能严重受损的表现。常伴有腹胀、食欲减退和下肢浮肿。

（四）其他可伴有肝大、黄疸、蜘蛛痣、腹壁静脉曲张、痔等。

【护理】

（一）心理护理门静脉高压症患者因长期患病对战胜疾病的信心不足，一旦并发急性大出血，会极度焦虑、恐惧。因此在积极治疗的同时，应做好患者的心理护理，减轻患者的焦虑，稳定其情绪。使之能配合各项治疗和护理。

（二）预防上消化道出血

1．休息与活动合理休息与适当活动，避免过于劳累，一旦出现头晕、心慌和出汗等不适，立即卧床休息。

2．饮食禁烟、酒，少喝咖啡和浓茶；避免进食粗糙、干硬、带渣或鱼刺、油炸及辛辣食物；饮食不宜过热，以免损伤食管黏膜而诱发上消化道出血。

3．避免引起腹压升高的因素　如剧烈咳嗽、打喷嚏、便秘、用力排便等，以免引起腹内压升高诱发曲张静脉破裂出血。

（三）减少腹水形成或积聚

1．注意休息，尽量取平卧位，以增加肝、肾血流灌注。若有下肢水肿，可抬高患肢减轻水肿。

2. 限制液体和钠的摄入　每日钠摄入量限制在500—800mg（氯化钠1.2～2.0g）内，进液量约为1000ml。少食含钠高的食物，如咸肉、酱菜、酱油、罐头和含钠味精等。

3. 测量腹围和体重每天测腹围一次，每周测体重一次。标记腹围测量部位，每次在同一时间、同一体位和同一部位测量。

4. 按医嘱使用利尿剂如氨苯蝶啶，同时记录每日出入液量，并观察有无低钾、低钠血症。

（四）改善营养状况，保护肝脏

1. 加强营养肝功能尚好者，宜给高蛋白、高热量、高维生素、低脂饮食；肝功能严重受损者，补充支链氨基酸，限制芳香族氨基酸的摄入。

2. 纠正贫血、改善凝血功能贫血严重或凝血机能障碍者可输注新鲜血和肌内注射维生素K，改善凝血功能。血浆白蛋白低下者，可静脉输入人体白蛋白等。

3. 保护肝脏遵医嘱给予肌苷、乙酰辅酶A等保肝药物，避免使用红霉素、巴比妥类、盐酸氯丙嗪等有损肝脏的药物。

（五）急性出血期的护理

1. 一般护理

（1）绝对卧床休息迅速将患者安置到有抢救医疗设备、安静的病室。

（2）心理护理减轻患者焦虑，稳定患者情绪，必要时遵医嘱给予镇静剂，以免情绪紧张而加重出血。

（3）口腔护理及时清理血迹和呕吐物，保持口腔清洁、卫生。

2. 恢复血容量迅速建立静脉通路，输血、输液，恢复血容量，保证心、脑、肝、肾等重要器官的血流灌注，避免急性损伤。宜输新鲜血，因其含氨量低、凝血因子多，有利于止血及预防肝性脑病。

3．止血

（1）局部灌洗用冰盐水或冰盐水加血管收缩剂，如肾上腺素作胃内灌洗。因低温可使胃黏膜血管收缩，减少血流量，从而达到止血目的。

（2）药物止血遵医嘱应用止血药，并观察其效果。

4．严密观察病情监测血压、脉搏、每小时尿量及中心静脉压的变化，注意有无水电解质及酸碱平衡失调。

5．放置双囊三腔管并做好护理

（1）准备该管有三腔，一通圆形胃气囊、充气后压迫胃底；一通椭圆形食管气囊，充气后压迫食管下段；一通胃腔，经此腔可行吸引，冲洗和注入止血药。置管前检查三腔管有无老化、漏气，向患者解释放置三腔管的目的、意义和方法，取得患者的配合；先往食管气囊和胃气囊各充气约 150ml 和 200ml，观察充盈后的气囊是否膨胀均匀、弹性良好，再将气囊置于水下，证实无漏气后，即抽空气囊，并分别做好标记备用。

（2）插管方法管壁上涂液体石蜡后、从患者一侧鼻孔轻轻把管插入，边插边嘱患者做吞咽动作，直至插入 50～60cm，用注射器从管内抽到胃液后，向胃气囊注入 150～200ml 空气，用止血钳夹住管口，将管向外提拉，感到不再被拉出并有轻度弹力时，利用滑车装置在管端悬以 0．5kg 重物作牵引压迫。然后抽取胃液观察止血效果，若仍有出血，再向食管气囊注入 100～150ml 空气以压迫食管。置管后，胃管接胃肠减压器或用生理盐水反复灌洗，观察胃内有无新鲜血液吸出。若无鲜血且脉搏、血压渐趋稳定，说明出血已停止。

（3）置管后护理①患者取头侧位，及时清除口腔、鼻咽腔分泌物，防止吸入性肺炎；②用液体石蜡滑润鼻腔，保持黏膜湿润；观察调整牵引绳松紧度，防止鼻黏膜及口部长期受压发生糜烂、坏死；三腔管压迫期间应每 12h 放气 20～

30min，使胃黏膜局部血液循环暂时恢复，避免黏膜因长期受压而糜烂、坏死；③观察、记录胃肠减压引流液的量、色泽，判断出血是否停止，这是决定紧急手术与否的关键；④床边备剪刀，若气囊破裂或漏气，气囊可上升阻塞呼吸道，引起呼吸困难甚至窒息，应立即用剪刀将三腔管剪断；⑤拔管：三腔管充气放置时间不宜超过 3d，以免食管、胃底黏膜长时间受压而缺血、坏死。气囊压迫 48～72h 后可考虑拔管。先放松牵引，彻底抽出气囊内气体，继续观察 24h，若无出血，让患者吞服液体石蜡 30～50ml，缓慢、轻巧地拔出三腔管；若气囊压迫 48h 后，胃管内仍有新鲜血液抽出，说明压迫止血无效。应做好紧急手术止血的准备。

6. 预防肝性脑病为减少肠道细菌量，避免胃肠道残血被分解产生氨，诱发肝性脑病，可服用新霉素或链霉素等肠道不吸收的抗生素、用轻泻剂刺激排泄或生理盐水灌肠。

（六）分流术前准备除以上护理措施外，术前 2—3 日口服肠道不吸收的抗生素，以减少肠道氨的产生、预防术后肝性脑病；术前 1 日晚作清洁灌肠，避免术后因肠胀气而致血管吻合口受压；脾一肾分流术前要明确肾功能是否正常。

（七）术后护理 1. 病情观察①密切观察患者神志、血压、脉搏变化；②胃肠减压引流和腹腔引流液的性状与量，若引流出新鲜血液量较多，应考虑是否发生内出血。

2. 保护肝脏缺氧可加重肝功能损害，因此术后应予吸氧；禁用或少用吗啡、巴比妥类、盐酸氯丙嗪等有损肝脏的药物。

3. 卧位与活动分流术后 48h 内，患者取平卧位或 15° 低坡卧位，2～3 日后改半卧位；避免过多活动，翻身时动作要轻柔；手术后不宜过早下床活动，一般需卧床 1 周，以防血管吻合口破裂出血。

4. 饮食指导患者从流质开始逐步过渡到正常饮食，保证热量供给。分流术后患者应限制蛋白质和肉类摄入，忌食粗糙和过热食物；禁烟、酒。

5．观察和预防并发症

（1）肝性脑病分流术后部分门静脉血未流经肝脏解毒而直接进入体循环，因其血氨含量高，加之术前肝功能已有不同程度受损及手术对肝功能的损害等，术后易诱发肝性脑病。若发现患者有神志淡漠、嗜睡、谵妄，应立即通知医师；遵医嘱测定血氨浓度，对症使用谷氨酸钾、钠，降低血氨水平；限制蛋白质的摄入，减少血氨的产生；忌用肥皂水灌肠，减少血氨的吸收。

（2）静脉血栓形成脾切除后血小板迅速增高，有诱发静脉血栓形成的危险。术后2周内每日或隔日复查一次血小板，若超过 $600 \times 10^9 / 1$，立即通知医师，协助抗凝治疗。应注意患者应用抗凝药物前后的凝血时间变化。脾切除术后禁用维生素K和其他止血药物，以防血栓形成。

第九章　肾脏损伤及膀胱损伤患者的护理

第一节　肾脏损伤患者的护理

肾脏解剖位置较深，受到腰肌、脊柱、肋骨、腹壁及腹腔脏器的保护，加之本身有一定的活动度，故不易受伤。但是因肾实质脆弱，包膜薄，一旦受暴力打击时会发生肾损伤（injury of kidney)。

【临床表现】

（一）休克严重肾裂伤，肾蒂裂伤或合并其他脏器损伤时，常因创伤和失血发生休克，甚至危及生命。

（二）血尿　肾挫伤时血尿轻微，严重肾裂伤则呈大量肉眼血尿。血尿与损伤程度不一致，血块堵塞输尿管、肾盂或输尿管断裂、肾蒂血管断裂、肾动脉血栓形成时，血尿可不明显，甚至无血尿。血尿停止后，可因感染或过早起床活动而出现继发性血尿。

（三）疼痛　肾包膜张力增加、肾周围软组织损伤、出血或尿外渗引起患侧腰腹部疼痛。血块通过输尿管时可发生肾绞痛。血液或尿液渗入腹腔或合并腹内脏器损伤时，出现全腹疼痛和腹膜刺激征状。

（四）腰部腹部肿块　肾周围血肿和尿外渗使局部形成肿块，有明显触痛和肌强直。

（五）发热尿外渗易继发感染并形成肾脏周围脓肿，出现全身中毒症状。

【处理原则】

若无合并其他脏器损伤，多数。肾挫裂伤可经非手术治疗而治愈，仅少数患者需要手术治疗。

（一）紧急处理肾脏损伤伴有休克者，应迅速给予输血、复苏，并确定其有无合并其他脏器的损伤，做好手术探查的准备。

（二）非手术治疗绝对卧床休息，密切观察生命体征、血尿颜色和腰腹部肿块的变化，及时补充血容量和能量，应用广谱抗生素预防感染，使用止痛、镇静和止血药物。

（三）手术治疗严重肾裂伤、肾碎裂、肾蒂损伤及肾开放性损伤，应尽早施行手术。非手术治疗期间发生以下情况，须施行手术治疗：

1. 经积极抗休克后生命体征未见改善。

2. 血尿逐渐加重，血红蛋白和血细胞比容继续降低。

3. 腰、腹部肿块明显增大。

4. 有腹腔脏器损伤可能。

手术方式包括肾修补术、肾部分切除术或肾切除术；血或尿外渗引起肾周脓肿时则行肾周引流术。对侧肾缺如或肾功能不全者禁忌做肾切除。

第二节　膀胱损伤患者的护理

膀胱空虚时位于骨盆深处，不易受到外力损伤。但是膀胱充盈时壁薄，伸展至下腹部，在外力作用下可发生膀胱损伤（inury of bladder）。

【临床表现】

（一）休克骨盆骨折合并大出血，膀胱破裂致尿外渗或腹膜炎，常发生休克。

（二）腹痛腹膜内破裂时，满腹压痛、反跳痛及肌紧张，并有移动性浊音。腹膜外破裂时，下腹部疼痛，压痛及肌紧张，直肠指检可触及直肠前壁饱满感。膀胱壁轻度挫伤仅有下腹部疼痛和少量终末血浆。

（三）血尿和排尿困难　膀胱破裂后，尿液流入腹腔或膀胱周围，有尿意，但不能排尿或仅排出少量血尿。

（四）尿瘘膀胱破裂与体表、直肠或阴道相通时，引起伤口漏尿、膀胱直肠瘘或膀胱阴道瘘。

【处理原则】

（一）紧急处理对严重损伤、出血导致休克者，积极抗休克治疗，如输血、输液、镇静止痛。膀胱破裂者应尽早应用抗生素预防感染。

（二）非手术治疗膀胱挫伤或早期较小的膀胱破裂，膀胱造影时仅有少量尿液外渗，留置导尿管持续通畅引流尿液 7～10d，破口可自行痊愈。

（三）手术治疗膀胱破裂较重者，须尽早手术清除外渗尿液、修补膀胱裂口、并在腹膜外做耻骨上膀胱造瘘（suprapubic cystostomy），以充分引流膀胱周围的尿液。

第三节 肾脏及膀胱损伤患者各种尿管的护理

【护理评估】

（一）术前评估

1. 受伤史包括受伤的时间、地点、暴力性质、强度和作用部位等。

2. 身体状况

（1）受伤局部包括肾、膀胱或尿道损伤的表现、程度和分类，有无合并伤及尿瘘，尿外渗和感染情况。

（2）全身情况评估生命体征和重要脏器的功能，有无休克及休克的程度。

（3）辅助检查包括特殊检查及有关手术耐受性检查的结果。

3. 心理和社会支持状况患者对伤情、手术危险性、术后并发症产生的恐惧、焦虑程度，家属的认知程度和患者治疗所需费用的承担能力。

（二）术后评估

1. 康复状况　引流管、导尿管是否通畅，引流液的色、质、量情况，是否合并感染；切口愈合情况和局部皮肤损伤、瘀斑恢复情况等。

2．泌尿系统状况　肾功能恢复情况、排尿形态等。

3．心理状态和认知状况患者及家属的心理状态，对术后护理配合及有关康复等知识的掌握程度。

4．预后判断评估有无尿瘘、尿道狭窄，男性骨盆骨折后阴茎勃起功能障碍等并发症。

【护理 】

（一）术前护理

1．密切观察生命体征每隔 1～2h 测量血压、脉搏、呼吸 1 次，并注意患者全身症状。保证休克患者输血、输液的通畅，补充血容量。

2．术前准备有手术指征的患者，在抗休克的同时，需积极做好各项手术前的准备。危重患者尽量少搬动，以免加重损伤和休克。

3．心理护理主动关心、帮助患者和家属了解治愈疾病的方法，解释手术治疗的必要性和重要性，解除思想顾虑，以取得配合。

4．肾脏损伤非手术治疗的护理

（1）休息绝对卧床休息 2～4 周，即使血尿消失，仍需继续卧床休息，过早、过多离床活动，会导致再度发生出血。

（2）病情观察①每 2—4h 留尿观察血尿颜色深浅的变化，若颜色逐渐加深，说明出血加重；②准确测量并记录腰部腹部肿块的大小、观察腹膜刺激症状的轻重，以判断渗血、渗尿情况，若肿块逐渐增大，说明有进行性出血或尿外渗；③定时检测血红蛋白和血细胞比容，以了解出血情况及其变化；④定时观察体温和血白细胞计数，以判断有无继发感染。

（3）维持水、电解质和血容量的平衡及时输液，保持足够的尿量，在病情允许的情况下鼓励患者经口摄入；应用止血药物，减少或控制出血，根据病情及时补充血容量，预防休克发生。

（4）对症处理高热患者应行物理或药物降温。腰腹部疼痛明显者，给予止痛、镇静剂，以减轻疼痛、避免躁动加重出血。

（二）术后护理

1．体位麻醉作用消失且血压平稳者，可取半卧位，以利引流和呼吸。肾损伤修补、肾周引流术后患者需卧床休息2～4周，骨盆骨折后需卧床6—8周。

2．饮食肾损伤、膀胱破裂、后尿道损伤术后患者，需禁食2—3d，待肠蠕动恢复后开始进食。前尿道损伤术后6h无麻醉反应者，可正常饮食。

3．预防感染定时观察体温，了解血、尿白细胞计数变化，及时发现感染征象。加强损伤局部的护理，严格无菌操作，早期应用广谱抗生素预防感染。

4．伤口及引流管护理保持手术切口清洁干燥，观察引流物的量、色、性状及气味。下腹壁或会阴部切开引流处敷料渗湿时及时更换，避免污染手术切口。肾周围或盆腔引流管应妥善固定，保持引流通畅，翻身活动时避免引流管被拉出、扭曲、引流袋接口脱落；引流物一般于术后3～4周拔除，若发生感染或尿瘘则延长拔管时间。

5．并发症的护理

（1）尿瘘开放性损伤、骨折片刺伤或尿外渗感染后破溃，可形成尿瘘。保持引流通畅和局部清洁，避免交叉感染和尿液性皮炎。加强营养，适当锻炼，以增强抵抗力，促使瘘口愈合。

（2）尿道狭窄尿道损伤拔除导尿管后排尿不畅，需适时、定期扩张尿道。扩张时应根据尿道情况，选择大小合适的尿道探条，动作轻缓，避免医源性损伤及出血。严格无菌操作，预防感染。

6．心理护理术后给予患者及家属心理上的支持，解释术后恢复过程，术后疼痛、胃肠功能不良、各种引流管的安放为暂时性的，若积极配合治疗和护理可加快康复等。

第十章　断肢（指）再植患者的护理

断肢（指）再植是对完全离断或不完全离断的肢（指）体，采用显微外科技术对其进行清创、血管吻合、骨骼固定以及修复肌腱和神经，将肢（指）体重新缝合到原位，使其完全存活并恢复大部分功能。如果外伤造成肢体离断，没有任何组织相连或仅仅有少量组织相连，但在清创时必须切除的，称为完全性断肢（指）；肢体骨折或脱位伴 2／3 软组织离断、主要血管断裂，如果不修复血管远端肢体将发生坏死的，称为不完全性断肢（指）。随着显微外科技术的发展，现在国内已较普遍地开展断肢（指）再植手术。

一、急救处理

（一）现场急救断肢（指）现场急救包括止血、包扎创面、良好地保藏断肢（指）和迅速转送四方面。创面用无菌敷料加压包扎，有大血管出血的，用止血带止血，但要定时放松，以免止血带压迫过久而导致肢体坏死。对尚有部分组织连接的断肢（指），包扎止血后用夹板固定。若现场急救时断肢（指）尚在机器中，切忌强行拉出或将机器倒转，以防加重损伤。应立即停机，拆开机器，小心取出断肢（指）。完全离断的断肢（指），原则上暂不做任何无菌处理，禁忌冲洗、涂药或用溶液浸泡，应采用干燥冷藏的方法保存。如用无菌敷料或清洁布类将断肢（指）包好后放入塑料袋内，再将其放入加盖的容器中，四周加放冰块低温保存。要避免断肢（指）与冰块直接接触而冻伤，同时也要避免融化的冰水浸泡在断肢（指），而造成组织细胞肿胀。不全离断的应按开放骨折的原则处理，创口包扎后用夹板固定。

（二）转运经现场初步处理，应迅速连同离断肢体送至有条件进行再植手术的医院。途中要特别注意患者全身状况。如有可能，应先通知待送医院，可做好准备。

（三）急诊室处理到达医院急诊室后，护士应简单询问伤情，得知为断肢伤，立即通知有关医师，记录到达医院时间并密切注意患者全身状况，待医师到达后了解受伤经过，迅速全面检查。如伤情稳定，应即摄远、近端肢体 x 片，配血和有关化验，连同离断肢体送手术室手术。如伤员因某些原因暂不能手术，应将离断肢经消毒后，保存在 20～40 冰箱内备用。

（四）迅速将患者和断肢（指）送至医院，力争在 6h 内进行再植。转送途中要注意监测患者的生命体征，了解有无其他并发症，防治休克，对昏迷患者要保持呼吸道的通畅。到达医院后，立即检查断肢（指），用无菌纱布包好，放入 40 冰箱中，但不能放入冷冻层内，以免冻坏肢（指）体。若为多指离断，应分别包好，做好标记后放入冰箱保存，按手术进程逐个取出，以缩短热缺血时间。

二、局部的观察与处理

（一）保证肢体血液循环的通畅

1．体位需平卧 3 周，局部制动，根据术中情况置放肢体高度，若动脉吻合的质量稍差，肢体应平放；若静脉吻合的质量不佳，可把患肢抬高 15° 或高于心脏的水平面，移动肢体时，动作应轻柔，尤为患肢更换敷料及衣服时更加小心。勿侧卧，以防患侧血管受压影响血管的血流速度。勿起坐、包括吃饭及大小便时，因此坐可导致患肢的血管压力的改变而可能危及血供。

2．防止血管痉挛可以以下五个方面进行预防 ①避免情绪激动：由于突发事件发生断肢、患者遭到意外的打击，产生情绪激动是可以理解的。所以应做好心理护理，予以安慰。限制探视人员，防止交叉感染；②解痉药的应用：罂粟碱，可解除血管平滑肌的痉挛，用量 30mg 肌内注射，q6h。妥拉苏林，可阻滞肾上腺素对血管的作用，使血管扩张，用量为 25mg，肌内注射 q6h，一般使用 7～10 天左右；③保暖：保持室温在 25℃左右，温度低，可引起血管痉挛；温度高则加速组织耗氧代谢，最好用空调机调节温度。若无条件，又在冬天，术后可用 60 瓦的地灯。距患肢 30～45cm 进行烤照保暖。烤灯一般用 1 周左右。若再植后循环较差者，不宜使用烤灯，以避免增加局部的组织代谢；④止痛药的应用：因为疼痛，可致血管痉挛收缩，必要时可适当使用止痛药解除疼痛；⑤持续导尿：由于卧床，不能起坐，患者又不习惯于床上解小便，易致潴留，而致全身紧张，继之引起血管收缩。

3．抗凝药物的应用　一般使用低分子葡萄糖酐，其可降低红细胞的凝集和对血管壁的附着作用，并有增加血容量，降低血液黏稠度的作用。低分子葡萄糖酐静滴一周左右往往出现鼻衄的副作用，此时可用凡士林油纱布填塞止血，不宜使用麻黄素这一类的血管收缩药，否则麻黄素一吸收可能导致吻合的血管痉挛而致手术失败。低分子葡萄糖酐的用量为 500ml，每日 2 次，输液的第 1 瓶和最后 1 瓶均为低分子葡萄糖酐，低分子葡萄糖酐往往与复方丹参液合用以促进活血化瘀，每天可用 24ml 左右。也可配合口服肠溶阿司匹林、潘生丁等药。

应特别注意的是抗痉挛药一般使用 7～10d 左右，以后每日逐项停用。

（二）断肢（指）再植是综合性的创伤外科手术，应遵循外科基本原则，按一定顺序进行

1．彻底清创，切除所有失活的组织。待肢（指）体血循环恢复后，再次清创，切除血循环不良的肌肉组织。

2．处理骨折，恢复其支架作用。为适应软组织缺损，可适当切除少许骨断端，复位后给予内固定。

3．继骨骼固定后，先缝合肌腱，再吻合血管。

4．吻合血管并恢复断肢血循环。原则上一般先吻合静脉，后吻合动脉。

5．吻合神经和浅层肌腱。

6．闭合创口，断肢再植的伤口应完全闭合，不遗留任何创面。最后用温生理盐水冲洗血迹，再用多层松软敷料包扎，指尖分开，指端外露，便于观察其血液循环。

【护理 】

（一）术前护理

1．手术准备脱去或剪去创伤部位的衣服，局部清洗。留置导尿管，取标本送检。急查血常规、血型并配血，为手术做准备。通知手术室、麻醉师做好术前准备。

1．心理护理讲解手术的目的和方法，解除患者以及家属的忧虑，鼓励其勇敢面对现实，积极配合，力争手术成功。

3．补液及时、足量地输血、输液，预防休克，并持续至术后。

4.病室环境寒冷对血管刺激较大，可引起血管痉挛。保持室温在 23～25℃、湿度 50%～70%为宜。要限制探视人员，室内严禁吸烟，给患者提供整洁与舒适的环境。

（二）术后护理

1．全身情况的观察

（1）预防休克患者可因创伤大，出血多，血容量不足而引起低血容量性休克；早期表现为烦躁不安或表情淡漠，皮肤黏膜苍白、湿冷，尿量减少，脉压减小，脉搏快而弱。因此，对术后患者应每 15～30min 测量一次脉搏和血压；留置导尿管，观察每小时尿量和尿比重；观察神志和皮肤黏膜色泽的改变，以便及早发现休克迹象，从而采取积极有效的措施，如输血、输液，维持收缩压在 13．3kPa 以上，以防止血管吻合段栓塞而致手术失败。另外，如果肢体创伤严重、高平面断离、缺血时间长或严重感染等可使大量毒素吸收，导致中毒性休克，患者常出现中枢神经系统症状，如神志不清、四肢痉挛、抽搐、口吐白沫、牙关紧闭等。因此除应严密观察有无休克征象外，还要观察有无神志改变和神经系统体征。若发生中毒性休克而危及患者生命时，应做断肢（指）解离手术。

（2）监测肾功能衰竭是断肢术后极其严重的并发症，可导致患者死亡。引起急性肾功能衰竭的主要原因是肾脏的缺血和中毒，患者早期表现为少尿或无尿、尿比重降低。应严密观察患者神志、有无水肿、心律失常、恶心、呕吐、皮肤瘙痒等尿毒症症状。严密观察尿量，测定尿比重，详细记录出入量。

2．局部观察与护理

（1）皮肤温度　能反映局部血液循环状况。再植肢（指）体的皮肤温度应保持在 33～35℃，与健侧相比温差在 2℃以内，手术结束时皮温一般较低，通常要在 3h 内恢复。每次测量皮温时要注意在同一部位，可用圆珠笔标出，以便定位观察；测定的先后次序及测量时间要恒定；测定的压力要稳定。

（2）皮肤色泽正常再植肢（指）体的皮肤色泽应红润，或与健侧的皮肤色泽相一致。注意要排除光线明暗、皮肤色素的影响，在自然光线下观察皮肤色泽比较可靠。如果肤色变苍白，说明动脉痉挛或栓塞；皮肤散在性淤点，大多是静脉部分栓塞或早期栓塞的表现。随着栓塞程度的加重，散在性淤点可相互融合成片并扩展到整个移植组织表面，提示栓塞已近完全；移植肢（指）体的皮肤色泽大片或整片变暗，说明静脉完全性栓塞，随着栓塞时间的延长皮肤色泽逐渐由暗红、紫红到紫黑；当动静脉同时栓塞时，局部皮肤呈灰暗色，最后变为紫黑色，移植肢（指）体可能失活。

（3）肿胀程度再植肢（指）体均有轻微肿胀，但皮纹存在。皮肤肿胀明显时，皮纹消失；极度肿胀时，皮肤表面可出现水疱；当静脉回流受阻或栓塞时，组织肿胀更为明显。但若血管痉挛或吻合口栓塞时，由于动脉血液供应不足，组织表现为干瘪。

（4）毛细血管回流测定是临床鉴别血管栓塞或痉挛的重要指标。正常情况下，指压皮肤后松开手指，1～2 秒钟内皮肤毛细血管迅速充盈。血管栓塞时毛细血管回流受阻，皮肤呈现苍白色。

3．体位保持患者体位舒适，抬高患肢（指），使之略高于心脏水平，以利静脉回流，以减轻肢（指）体肿胀。

4．止痛定时给予镇静止痛剂，减轻疼痛，使患者情绪稳定，保持安静。

【护理评价】

（一）患者对手术及预后的态度和认识。

（二）患肢（指）组织灌流是否正常，有无血管痉挛或栓塞现象。

（三）疼痛是否减轻或消失。

（四）伤口有无感染，有无全身中毒症状或并发症。

（五）患者及家属对预防局部感染和患肢（指）功能锻炼知识的掌握程度。

第十一章　创伤性高位截瘫患者的护理

【预期目标】

（一）患者在呼吸机辅助下能维持正常的呼吸形态。

（二）患者能表现出有效的咳嗽。

（三）患者在他人协助下能变换体位或移动肢体。

（四）患者经有效治疗后体温维持在正常范围。

（五）患者皮肤保持完整，未发生褥疮。

（六）患者生活自理能力逐渐恢复。

【护理 】

（一）心理护理患者受伤截瘫后，生活自理能力丧失，长年卧床，行动不便，终日需被动生活料理。故其心理矛盾突出、情绪波动，表现为焦虑、紧张烦躁、百般挑剔、不愿正视现实，甚至有轻生之念。护理需加强对患者的心理支持，主动关心患者，满足其生活需求，帮助其明确如何对待脊髓功能损伤，掌握正确的应对和自我护理方法。向患者和家属做好有关治疗、护理和康复的健康宣教；鼓励家属协助患者提高社会适应能力和自我照顾能力，维护自尊，提高生活质量。

（二）生活护理尽量满足患者的各种需求，做到“四到床边”（即饭、药、水、便器）。坚持做好基础、皮肤和口腔护理，使其倍感舒适。依据患者平时的饮食习惯及食欲，提供色、香、味俱全，营养丰富的饮食，以增强机体抵抗力。鼓励患者多食新鲜水果和蔬菜、多饮水以利大便通畅。定期评估肢体感觉、运动及肌张力的变化，保持瘫痪肢体的关节处于功能位，防止关节屈曲、过伸、过展。鼓励患者进行力所能及的自主活动，提高生活自理能力。

（三）预防呼吸道并发症截瘫患者长期仰卧，痰液引流不畅、肺及气管内分泌物不易排出，容易导致坠积性肺炎，尤其颈椎骨折者，肋间肌和腹肌麻痹、肺膨胀不全，更易发生肺炎。患者受伤早期，在适当止痛基础上，鼓励其深呼吸、用力咳嗽，促进肺膨胀和排痰；轻轻叩击胸背部，以利痰液松弛，促进排痰和肺的膨胀。遵医嘱于雾化吸入液中加入抗生素、地塞米松或糜蛋白酶等，以稀释分泌物，使之便于排出。伴肺不张时，可用导管吸出气管或支气管内分泌物，必要时通知医生用气管镜吸痰。其次，多翻身更换体位，有助于引流痰液。高位颈椎损伤伴呼吸困难者，早期行气管切开是减少呼吸道梗阻和防止肺部感染的重要措施。

（四）气管切开的护理对于气管切开的患者，应注意保持气道通畅，做好气管切开的护理。

（五）体温异常的护理颈脊髓损伤时，体温调节中枢丧失正常的调节能力，患者常产生高热（达 40℃以上）或低温（35℃以下）。应加强护理。

1. 高热①动态观察体温的变化；②物理降温，如酒精擦浴、冰袋、冰帽、冰生理盐水灌肠；③必要时遵医嘱药物降温；④保持室内适宜的温、湿度，定时开窗通风，在夏季应使用降温设备；⑤加强口腔护理（每日 2～3 次）：饮食前后漱口；⑥注意保持皮肤清洁、干燥；⑦保证能量的摄入，鼓励多吃水果、多饮水，每日至少摄入液体 2000ml，保持大便通畅；⑧注意患者心理变化，及时疏导，使之保持心情愉快，处于接受治疗护理的最佳状态。

2. 低温注意保暖，适当调高室温，必要时采用物理升温，但使用热水袋、电热毯等设施时、应严格控制温度以防烫伤。

（六）预防泌尿系统并发症做好留置尿管的护理。截瘫早期、留置导尿，持续引流尿液，2～3 周后，改为定时开放，每 4～6 小时开放 1 次，以训练膀胱反射或自律性收缩功能、预防泌尿系感染和膀胱萎缩。鼓励患者多饮水，以增加尿量，或必要时每日冲洗膀胱 1～2 次，以冲出膀胱内积存的沉渣。一般每周更换一次导尿管。一旦发生感染，留置的导尿管应持续引流，鼓励患者多饮水或遵医嘱大量输液，增加尿量，起到局部冲洗作用。

（七）预防褥疮截瘫患者因长期卧床、截瘫平面以下的皮肤感觉丧失，容易发生褥疮，尤以骨突处为甚。间歇性解除压迫是有效预防褥疮的关键。护理：每 2～3 小时翻身一次，有条件时可使用特制的翻身床、小垫床、电脑分区域充气床垫、波纹气垫等，以减轻局部压迫。保持床单清洁、整齐、无皱褶；保持皮肤干燥并定期按摩；定期翻身，用气圈或棉垫使骨突处悬空，并于翻身时按摩骨突部位。对已经形成的褥疮且面积较大、组织坏死较深时，应按外科原则处理创面。

第十二章 人工关节置换术患者的护理

人工关节置换术，在60年代，开始广泛地运用于临床。人工关节置换术可用于破坏严重的髋、膝、肘、肩等关节的手术治疗。对于受累关节数目较多，年龄较大的患者更为合适。人工关节置换术是用生物相容性的、机械性能良好的假体。假体可用金属或非金属，例如钴铬、钼合金、钛合金、超高分子聚乙烯等。人工关节置换术是因疾病或创伤而被破坏关节面的一种关节成形手术。人工关节只用假体置换骨端和关节软骨，不包括肌肉、韧带、肌腱、血管神经等，所以人工关节置换术后的功能好坏与关节周围的软组织健康状态有密切的关系。

人工关节是人工制造的，应严格掌握适应证，若适应证掌握不好，则手术不能达到预期的结果，一旦手术失败，由于被切除的骨质较多，其后果则不堪设想。

一、人工关节置换术的目的

1. 切除病变组织。

2. 恢复一定程度的活动度和功能。

3. 解除疼痛。

二、人工关节置换术的适应证

1. 骨性关节炎、类风湿性关节炎。

2. 关节部位的肿瘤。

3. 以解除疼痛为主，兼可考虑其功能及活动度。

4. 以老年人为主，一般以65岁以上的老年人为主，青壮年非不得已不做关节置换术。

5. 关节周围软组织情况良好者。

三、人工关节置换术的禁忌症

1. 炎症性关节炎（如化脓性、结核性）。

2. 神经源性关节病。

3. 关节周围软组织情况不佳者。

【全髋关节置换术】

人工全髋关节系由髋臼和人工股骨头组成。髋臼可由高分子聚乙烯制成半球形帽。帽壁很厚，而人工股骨头的直径相对较小，（22mm 直径）。由于头小，头与帽之间摩擦力减少。由于帽壁增厚，使帽与髋骨的摩擦力大于帽与头的摩擦力，因而使帽在髋臼内相对稳定，不易发生旋转活动。这种类型的人工全髋材料需要骨水泥进行黏合固定，目前大部分采用珊瑚状人工全髋材料，这种材料不需用骨水泥黏合固定。

（一）适应证

1. 髋关节骨性关节炎，关节疼痛及活动度受限严重、影响生活及工作者。

2. 类风湿性关节炎、髋关节强直、病变稳定者。

3. 股骨头无菌性坏死，股骨头严重变形、塌陷继发髋关节性关节炎。

4. 先天性髋脱位或髋臼发育不良，并有明显骨性关节炎，活动受限，疼痛剧烈，行走需用双拐者。

5. 陈旧性股骨颈骨折、股骨头坏死，继发性骨关节炎严重者。

（二）禁忌证

1. 全髋关节置换术的手术创伤较大，对年老、体弱、有严重的心、肺、肝方面疾病的患者、不宜施行本手术。

2. 髋关节化脓性感染，髋关节结核者。

3. 50 岁以下的患者，除非不得已采用本手术，最好先考虑截骨或双动人工股骨头置换术。

（三）术前准备

1．手术前全面查体，包括血尿常规，出凝血时间，血沉，血糖，肝，肾功能、心电图等。类风湿性关节炎的患者必要时应做肺功能测定和进行深呼吸练习。

2．术前3天常规肌内注射抗生素，并备青霉素160万单位和链霉素1．0g（过敏者除外）带往手术室，准备放入伤口内。

3．备血。

4．应注意患者全身皮肤是否有潜在性的感染灶。如毛囊炎、蚊虫叮咬、皮疹等。若有则应推迟手术时间。

5.根据x光片选用2套大小相差1号的全髋材料。若需要采用骨水泥患者，则应把塑料帽、塑料碗、匙等用福尔马林熏蒸24小时。

6．特殊手术器械的准备：①板状拉钩；②阳凿；③髋臼瞄准器；④手摇钻、钻头、螺丝刀；⑤髋腔扩大器；⑥打入器、拔出器；⑦游标尺；⑧脱臼凿；⑨各种类型长刮匙；⑩排气管、软钢丝等。手术者及手术室护士一定要熟悉这些器械，以便手术中密切配合，使手术能顺利完成。

（四）术后护理

1．保持患肢于外展中立位，以防术后脱位。为此，可考虑皮肤牵引维持或钉子鞋固定2周。

2．术后继续滴入有效的广谱较大量的抗生素。在体温正常后停药，一般术后应用7—10天左右。

3．注意全身情况，特别是心率、脉搏的情况。

4．注意伤口出血情况，注意及时更换潮湿的纱布。

5．注意橡皮引流管的引流量、色、速度。若引流量多且鲜红，宜适当输血。

一般术后48～72小时拔除引流管。

6．搬动体位时应注意：须将髋关节及患肢整个托起，最好指导患者利用牵引架上的拉手提起臀部，可避免抬臀时引起疼痛。又可促进全身血液循环，增加肺活量、便于放置便盆，整理床铺，便于臀、背部皮肤的护理。在护理过程中千万不可内收患肢及强屈患髋。因可导致术后髋脱位。

7．功能锻炼，术后麻醉失效后即可锻炼股四头肌。臀肌、膝关节、踝关节于术后3～4天起，每天可在医师指导下被动活动髋关节数次，为下地负重做准备，但应避免极度屈曲、内收、内旋而造成髋关节脱位。术后卧木板床10～14天左右方可下地负重。若经髋关节后路切口进行置换时，则术后头3周，宜站不宜坐，以松弛后关节囊，便于修复。

8．预防并发症：鼓励咳嗽、咳痰，每日早查房时或清醒时，督促其用力咳嗽数次，即使无痰咳出，也起防止肺炎的作用。抬高患肢，主动或被动活动患肢，逆肢体方向按摩，促进肢体静脉回流。为预防褥疮，最好睡海绵垫或气垫，但夏天，海绵垫不透气，患者难眠，且多长痱子。以在空调房间为宜。应保持床铺平整，干燥、清洁。

9．防手术后发生脱位，不宜盘腿、不宜侧卧、不宜坐矮凳子。即避免髋关节过度内收或前屈。

10．术后复查血象，并每周检查血沉一次。有人报道血沉升高，即使体温正常，也提示有低度感染之可能。术中应用骨水泥者应注意肝功能、心电图的复查。

11．术后应及时摄X线片，以了解人工关节置换术的情况。

第十三章　标本采集技巧

第一节　静脉血液标本采集技巧

血液是由血浆和血细胞 2 个部分组成，在体内通过循环系统与全身各组织器官密切联系，与机体各组织发生物质交换，并且参与机体的各项功能活动，对维持机体的新陈代谢、功能调节和维持机体内、外环境平衡起着至关重要的作用。在病理情况下，血液系统疾病除了直接累及血液外，也可以影响到全身组织器官，而组织器官的病变可直接或间接引起血液发生变化。故血液检查是判断体内各种功能异常变化的最重要指标之一，是临床最常用的检验项目，它不仅可反映血液系统本身的病变，也可为判断病人病情进展程度，以及治疗疾病提供参考。

临床收集的血标本分 3 类：全血标本、血清标本、血培养标本。①全血标本：用于血沉、血常规检查和测定血液中某些物质的含量，如肌酐、尿素氮、尿酸、肌酸、血糖。②血清标本：用于测定血清酶、脂类、电解质、肝功能等。③血培养标本：用于查找血液中的病原菌。

静脉采血是临床上一项常见的护理技术操作，静脉采血的部位有头皮静脉采血、颈外静脉采血、四肢静脉采血、股静脉采血等方法。但由于采血部位的不同，在方法技巧上也存在一些差异，现将采血操作过程中常见的且易于掌握的操作技巧阐述如下。

一、婴幼儿头皮静脉采血技巧

婴幼儿静脉采血穿刺技术要求高、难度大，而且婴幼儿缺乏对操作的配合能　力，更加大了穿刺的难度，为提高穿刺成功率，避免反复穿刺给婴幼儿造成的痛苦，应根据婴幼儿的血液循环、局部血管的情况及标本需求血量的多少选择合适的方法，具体有以下几方面的技巧。

1. 用物准备技巧　准备剃毛刀，根据需要剃去穿刺部位头发；根据采血标本要求准备不同类型的试管，一般提倡使用真空采血管，此管透明并配有采血穿刺针。根据取血量设计，有 2 ml、5 ml、10 ml 各种规格血量收集管。真空管内有负压. 并有定量的抗凝剂，且有充分的空间便于血液和抗凝剂混合。也可选择 5 ml 注射器接上头皮针进行穿刺，头皮针宜选用 5.0～5.5 号，因为这种型号的头皮针能减轻婴儿疼痛、减少对血管壁的损害，既有利于血液顺利地抽出，穿刺针头紧贴血管壁又可减少皮肤针眼出血及皮下淤血。由于婴儿血管管径小，若穿刺针头过大，易使针头斜面紧贴管壁，反而使血液抽出缓慢，或无法抽出，甚至血管破裂出血。其余用物准备同常规采血。

2. 静脉选择技巧　2 岁以下小儿四肢静脉显露不清，而婴儿头皮静脉表浅、显露，交通支多，血流丰富，不宜滑动，易于固定。静脉采血时应体位舒适。便于观察、止血，尤其在冬天选用头皮静脉，病儿不易着凉，便于保暖，家长容易接受。一般可供选择的静脉有颞浅静脉、额静脉、耳后静脉、枕后静脉。

3. 体位准备技巧　①前额静脉穿刺：病儿取仰卧位，助手面向婴幼儿，用双臂按住病儿躯体及上肢，两手扶住病儿面颊部。②颞浅静脉、耳后静脉穿刺：病儿取仰卧位，头偏向一侧，用双臂按住病儿躯体及上肢，两手扶住面颊及枕部。

4. 操作时技巧　婴幼儿采血时一般均会出现哭吵现象，此时静脉充盈更明显，更易于穿刺。使用注射器接头皮针采血时，常规皮肤消毒，操作者左手拇指、食指绷紧病儿头皮，右手持一次性 5～5.5 号头皮针，进针点选择静脉最清晰处的稍后少许，先快速刺入皮肤，然后平行沿静脉方向徐徐刺入，当见针头内有少许回血或有落空感，表明穿刺成功，用单条胶布横向固定穿刺针翼，右手持注射器，抽吸所需的血量。采血完毕后应轻轻回抽注射器活塞. 竖着提起头皮针，使头皮针内血液流入注射器，然后将注射器内血液沿着试管壁注入试管。

如为真空采血管采血，左手固定针头，右手拇指、食指持采血针，将采血针另一端的穿刺针沿采血管轴心方向垂直刺穿采血管胶塞。穿刺成功后，由于负压吸引，血液会自动流入真空采血管内。采血过程中，若出血较慢时，大多为针头斜面紧贴血管壁，可稍改变头皮针角度。如出血不畅时，应考虑采血管是否损坏，导致采血管内负压不足，必要时重新更换采血管。

如需多管血样本，将管塞穿刺针沿采血管轴心方向拔出，再用同样方法刺入另一采血管进行采血。负压采血完毕后，先拔出静脉穿刺针，让硅胶软管中的血液流入采血管内，当滴血停止后再拔出胶塞穿刺针。

二、颈外静脉采血技巧

对头皮静脉显露不明显的婴儿可选择颈外静脉穿刺采血。颈外静脉是颈部最大的浅静脉，具有管径粗、外露好、易穿刺的优点。

1. 用物准备技巧　同婴幼儿头皮静脉采血技巧。

2. 病儿准备技巧　根据婴儿胃排空的特点决定穿刺的时机，如水的胃排空时间为 1～1.5 小时，母乳为 2～3 小时，牛奶 3～4 小时，因此母乳喂养后至少 1 小时后才可进行穿刺，以防止病儿呕吐，甚至窒息。对易呕吐者取侧卧位，头偏向一侧。婴儿正在进食，应待咽下或取出食物后方可进行穿刺，以防因穿刺时婴儿哭闹引起食物阻塞呼吸道导致窒息。

3. 体位准备技巧　需有一名助手协作完成，操作时在病儿颈肩部垫一小枕，使头部位置稍低，尽量后仰，头侧向一边，充分暴露穿刺部位，助手固定头部后。操作者即行操作。

4. 操作技巧　先用消毒液消毒 2 遍注射部位皮肤，待干。待婴儿啼哭，静脉怒张时，操作者迅速在颈外静脉上段中点进行穿刺，见回血后再沿静脉方向平行进针少许，固定针柄，抽取所需血量。如果进针太深，无回血时可将针头慢慢后退.边退边抽，见回血后即固定针头，抽至所需血量。

穿刺点部位选择要适当，如穿刺点距颈静脉窦较近时，易造成采血后因按压止血时用力过大或压迫不当刺激颈静脉窦，导致迷走神经受刺激，致使婴儿心率突然减慢，出现暂时意识丧失的危险，因此穿刺点要远离颈静脉窦。对于颈静脉不充盈者.操作者可用左手食指先压迫胸锁乳突肌后缘中点以下，待颈外静脉上段充分充盈后以其中点为穿刺点，穿刺针与静脉平行进针，可大大提高穿刺成功率。

5.拔针、按压技巧　拔针头时，动作要迅速，用棉签按压时采取直压法，棉签顶端超过皮肤针眼近心端 1～2 cm，皮肤针眼及血管针眼同时按压，在针尖离开皮肤的瞬间，迅速沿血管方向同时按压皮肤针眼及血管针眼，这样可以防止损伤血管壁，按压时不可松动棉签，按压至不出血为止（一般为 5～10 分钟）。按压的力量不可过大，位置要正确，对于哭闹不止的婴儿，更应充分按压，以减少皮下血肿的发生，采血完毕将病儿头部抱起，避免头部位置过低，防止体位性压力过大，造成出血时间过长，甚至皮下血肿。对于有出血倾向的病儿，应延长按压时间。

三、股静脉采血技巧

一般成人很少用股静脉采血，但在特殊情况下如大面积烧伤、失血性休克等病人可经股静脉采血。股静脉采血相对适用于年龄较小的婴幼儿，因婴幼儿反抗力弱，体位相对易于固定，但采血时普遍会哭闹躁动，而股静脉位置深，不易暴露和保暖，穿刺技术要求高，且易损伤股动脉和股神经，危险性大。穿刺后压迫不当易造成局部血肿或深部感染，家长有恐惧感，难以接受。股静脉采血存在一些弊端，但对于住院时间较长，需经常采血做检查，头皮和外周血管不能满足需要时，也可采用股静脉采血的方法。

1.用物准备技巧　根据采血量，准备不同试管及注射器，5 ml 注射器因针尖较 10 ml 注射器针尖短，便于操作，如采血量不多，选用 5 ml 注射器较合适。穿刺采血前，要做好“三查”。采血前检查注射器，对可疑有倒刺的针头用无菌干棉签顺针头方向擦拭针尖，如无棉丝遗留针尖方可使用。将注射器乳头与针栓旋紧，以免在抽血的过程中因抽吸力量过大。导致乳头处分离。

2. 体位准备技巧　股静脉穿刺时，由一名助手协助操作。助手为病儿脱出需采血侧裤管. 将脱出侧裤管覆盖于腿部，以便于保暖。病儿仰卧于操作台上. 上半身稍抬高，助手立于婴儿身体一侧，将穿刺侧大腿外展，与身体长轴成 45°角，臀下垫小枕或沙袋，小腿弯曲与大腿成 90° 角，充分暴露穿刺部位。同时用浴巾盖住婴儿胸部、操作侧小腿及对侧下肢，防止受凉感冒。

3. 操作技巧

（1）触摸法定位操作者以左手食指触摸股动脉定位，以示指指端触觉最敏感，而不宜用拇指去触摸，因拇指动脉的搏动可影响触摸的准确性。股静脉位于“股三角”区，从外至内依次为股神经、股动脉、股静脉。股神经位于“股三角” 的最外侧，股静脉位于股动脉内侧约 0.5 cm。

触摸定位后，采血部位用聚维酮碘（络合碘）消毒 2 遍，面积约 8 cm×8 cm，75%乙醇脱碘待干后，以同样方法消毒操作者左手食指。指尖轻按于搏动点，右手持注射器将针尖紧贴左手食指内侧，以股动脉搏动点内侧约 0.5 cm 处垂直进针 1～2 cm，或在腹股沟下 1～2 cm 处呈 45° 角进针 2~3 cm，持续轻轻抽吸，以便进入静脉后即有暗红色血液回流，未见回血可边退边抽吸，至所需血量。

抽吸过程中，针栓位置要固定稳妥，避免针尖在血管内滑动，以防针尖穿透血管壁，血液溢出，形成皮下淤血。如一次穿刺不成功，不要反复上下穿刺，以免刺破血管引起血肿。抽吸时负压不要过大，以防损伤血管壁造成血肿。

（2）直视法定位对于某些偏瘦的新生儿、婴儿可采取不触摸股动脉搏动，肉眼观察股静脉所在位置，直视法进针。协助病儿仰卧，将其大腿外展、外旋，小腿弯曲 90° 角呈蛙状，穿刺侧臀下垫一小枕，充分暴露局部。此时在腹股沟中点的下方可见一略高于周围皮肤的隆起，正对着此处呈 45° 角进针，一般进入针梗的 1 / 2～2 / 3，边提针边抽吸，见抽出暗红色血液，提示针尖已进入股静脉，即停止提针，根据需要抽取血标本量。

4. 拔针、按压技巧　同颈外静脉采血。但股静脉因位置较深，采血后常因拔针、按压方法不当导致局部血肿形成。①拔针时速度过快，针尖、针刃对血管机械切割损伤，血液从血管穿刺点溢出，造成局部皮肤皮下血肿。②按压时间过短，也是造成皮下淤血的另一个主要原因。股静脉位置深，采血人员或家长往往认为表皮针眼不出血即压迫已到位。不再继续压迫，实际上血管针眼处仍在溢血，局部皮肤可无隆起，造成皮下血肿。采血完毕后，要用 3 根棉签贴着穿刺点及周围稍微用力按压 5 分钟，有出血倾向的病儿要延长按压时间，直至不出血为止。不能过早或过量用患肢进行活动或跳蹦等动作.使血管内血流压力突变，再次冲开闭合的针眼，形成皮下血肿。

四、四肢静脉采血技巧

四肢静脉采血操作较简单，对于成年人和年长儿来说。操作无特殊。以下重点介绍新生儿手背静脉采血技巧。

1. 新生儿手背静脉采血技巧　本法适用于需要静脉输液治疗的新生儿，以保护头皮静脉不被破坏。将新生儿抱入开放的暖箱，早产儿要根据体重和出生日数将箱温调到 32℃～35 ℃。操作者将左手拇指和食指放于新生儿手背上方呈半圆形，其余 3 指在下方握住小儿腕关节及手指处，顺势将病儿腕关节向内屈，使手背皮肤绷紧。常规消毒手背皮肤，待干后操作者用右手拇指及示指持 5 号头皮针头进行静脉穿刺，不用扎压脉带，进针角度约为 15° ，顺着血管方向，慢慢刺入。

由于新生儿皮下组织薄、血管细，在穿刺过程中进针动作要轻柔，同时还要密切注意有无回血。若见回血应立即停止进针，避免进针过度而造成静脉破损和皮下出血，并将已准备好的试管置于针栓的末端，使血液逐滴滴入试管，采集到足够的血液后，可更换下一支试管。此时，如遇到血流较慢，助手可用左手有节律地轻轻挤压小儿手腕部，血管受到有节律地挤压后可使血液流出速度加快。

采集完标本后用棉球压迫穿刺部位，拔除针头按压 1 分钟，贴上胶布即可。

2. 压脉带捆扎技巧采　采血时病人的肢体应放松，环境温暖，防止静脉挛缩。压脉带的压力要尽可能小，压力过大及束缚时间长可引起局部血液浓缩和内皮细胞损坏，将引起纤维蛋白溶解（简称纤溶）活性增强. 血小板受到破坏。

3. 防止采血时血液凝固技巧　根据采血量加入适量的抗凝剂，以免凝血；采血时，回抽针栓的速度要慢而均匀，使血液匀速地进入注射器，防止气泡的产生：拔针后迅速将血液沿试管壁注入抗凝管中，轻轻摇晃试管，使血液立即与抗凝剂充分混匀，必要时请助手协助：采血时尽量选择较粗的血管，注射器针头不宜过小：采血量不够时，应重新选择血管，更换注射器及针头，重新取血；冬季采血时应注意给病人保温，必要时可在采血部位的上端放置热水袋，以防抽血时间过长引起凝血；用真空负压抗凝管能有效地预防凝血；如果抽血时血液流出太慢或不顺利，可能激活凝血系统，试验结果将会显示凝血因子活性增高、血小板假性降低等异常结果。

4. 防止皮下血肿产生的技巧　采血点上方衣物不能过紧，如过紧则压迫血管，回流心脏的血液受到的阻力增加，血液回流受阻，使得血液从血管针眼处溢出. 形成血肿。按压的同时，勿用棉球揉搓针眼处，因为这样做易使血管上针孔刚黏合又被揉开，影响血小板在局部的聚集，延长凝血时间，加重出血。

五、特殊病人采血技巧

1. 肥胖病人　皮下脂肪多，静脉较深，不易显露，但较固定，摸准血管后再行正面刺入。

2. 消瘦病人　皮下脂肪少，静脉较滑动，但静脉较明显，用手固定静脉的上、下端、正面或侧面刺入。

3. 水肿病人　静脉不显露，左手拇指常规消毒后，按静脉走行的解剖位置，按压局部注射部位，暂时驱散皮下水分，静脉显露后再行穿刺。

4. 脱水病人　静脉塌陷，用热毛巾热敷或按摩局部，待血管扩张显露后再穿刺。

5. 老年病人　因皮肤松弛，静脉硬化，脆性增加，血管易滑动，针头不易刺入，可用食指和拇指与血管平行轻轻绷紧皮肤，将血管固定后直接刺入皮下及血管。最好选择头皮针采血，因住院的老年病人血管弹性差，脆性大，由于长期输液，血管破坏严重，采集血生化标本时很难一次成功，临床可采用头皮针连接注射器的方法采集。

老年病人静脉采血步骤：选择合适的静脉，扎压脉带，常规消毒，头皮针采血法成功后，胶布固定针柄，抽至所需血量，松开压脉带，分离头皮针，注入试管。

如需输液，则进一步固定针头，接上预先准备好的液体；无须输液则拔出针头，直接将固定用的输液胶贴按压 5 分钟。

用头皮针采血时穿刺点上方 5 cm 处压脉带不松开，阻止血液回流，使局部静脉充盈压力增大，故成功率高，可满足所需血量。头皮针采血的优点：①避免了因细静脉瘪陷，导致血液无法持续不断地流出。②不容易产生泡沫，混有泡沫的标本迅速干燥，造成血细胞破坏。③避免了因反复回抽注射器活塞，造成血细胞的机械损坏，而导致溶血。

六、不同血标本采集技巧

采集血标本后应将注射器活塞略向后抽，以免血液滴出，污染其他部位。

1. 血清标本　须用干燥注射器、针头和干燥试管。

2. 全血标本　需注意抗凝血。血液注入含有抗凝剂的试管后，立即轻轻旋转、摇动试管 8～10 次，使血液和抗凝剂混匀，避免血液凝固，而影响检查结果。凝血标本最好不与其他检验标本一起采集，否则由于标本的分配、分装等使血液停留在针管的时间延长，导致检验结果改变。血液采集后注入容器与送检流程应正确，所需时间越短，所分析的凝血因子保护得越好。

3. 二氧化碳结合力测定　抽取血液后，立即注入含有液状石蜡（液状石蜡）的抗凝试管。注入时针头（长针头）应插在液状石蜡液面以下，以隔绝空气。或将血液注入抗凝管后，立即盖紧橡胶盖送检，否则血液中二氧化碳逸出，测定值降低。

4. 血培养　临床常用的培养瓶有 2 种。①密封瓶：瓶口除橡胶塞外另加铝盖密封。内置培养基，经高压灭菌。使用时将铝盖剔去，用聚维酮碘消毒瓶盖，将抽出的血液注入瓶内，摇匀送检。②三角烧瓶：瓶口以棉塞子和纸严密包封，使用时先将封瓶纸松开，注入血液后将棉塞经火焰消毒后盖好，扎紧封瓶纸送检。一般血培养采血 5 ml。亚急性细菌性心内膜炎病人，为提高细菌培养阳性率，采血量可增加至 10~15 ml。

5. 若同时需抽取不同种类的血标本　应先注入血培养瓶，再注入抗凝管，最后注入干燥试管，动作应迅速准确。

6. 严禁在输液、输血的针头或血管处取血标本，最好在对侧肢体采集　如有同时输液，先备好液体，抽完血后固定针头，将采血针一端的胶塞穿刺针拆除，直接接上已备好的液体，调好的速，既减少了病人静脉穿刺时的痛苦，又可减少护士的工作量。

第二节　动脉血气标本采集技巧

血气分析是应用现代气体分析技术，对血液中所含气体的分压、离子浓度进行直接的定量测定，并由此推算出有关参数，从而估计肺部气体交换能力以及血液运输气体的能力。

一、动脉选择技巧

动脉的选择原则：①表浅、固定，经过触摸能判断其位置。②动脉必须有侧支循环，不会因采血而发生动脉痉挛、血栓栓塞而导致组织坏死。③应选择穿刺安全、易于止血、周围没有重要的神经及其他特殊组织伴行的部位。采集动脉血气标本可选择以下动脉。

1. 桡动脉　该动脉位置表浅，容易定位，且与尺动脉之间存在交通支。此外桡动脉贴近桡骨，易于压迫止血，又无大的神经伴随，故十分安全。是临床上最常选用的动脉。

2. 足背动脉　该动脉特点与桡动脉相似，表浅、易定位、易止血，与足底外侧动脉之间存在足底动脉弓，也多用。

3. 颞动脉　表浅，特别是在早产儿、新生儿，其分支清晰可见。侧支循环丰富，血管下为颅骨，易于止血。

4. 股动脉　该动脉粗大，在股三角区位置，易于暴露，急诊采血时便于操作，该动脉与股神经和股静脉伴行，易于损伤股神经和误刺入股静脉，且动脉位置较深，不易压迫止血而形成血肿，压迫过久又易形成血栓，很难建立侧支循环，故临床上尽量不用。

二、用物准备技巧

治疗盘 1 个；肝素化毛细玻璃管 1 根；一次性 4.5 号或 5.0 号头皮针 1 个. 因其针管直径小，对血管的损伤较小，易于止血及穿刺痛苦较小等而选择；棉签；聚维酮碘；磁铁；铁芯；清洁剪刀。

三、桡动脉采血技巧

选好血管，初步定位后先做 Allen 实验。Allen 实验的方法：嘱受检者握拳抬高于心脏水平以上，紧压手部桡动脉和尺动脉 5 秒后，松开手指. 见手掌苍白，松开尺动脉后 15 秒，手掌转为红色为 Allen 实验阴性，表明尺动脉通畅。如未转红色则为 Allen 试验阳性，说明桡动脉阻塞，则不能做桡动脉穿刺。Allen 实验阴性后，暴露手腕处皮肤，以海绵垫垫高手腕。

用聚维酮碘消毒前臂下端以穿刺点为中心直径 5 cm 的皮肤及操作者左手食指。在头皮针软管距针柄连接处 1 cm 左右以斜面形式剪下头皮针针头，接在毛细玻璃管一端，注意避免污染操作者已消毒的左手食指。操作者左手大拇指按压在病人手掌上，左手食指摸桡动脉搏动。右手拇指、示指持头皮针，于 2 条腕横纹之间、搏动最明显之处与皮肤成 30° ～40° 角进针。见回血后停止进针，让血液顺利流出，3～4 秒即可把毛细玻璃管充盈，随即拔出针头. 并迅速用棉签或无菌纱布压迫止血。

取下毛细玻璃管上头皮针，将铁芯放于毛细玻璃管中，用橡皮塞堵住毛细玻璃管两端，防止空气进入血液中。将磁铁在玻璃管外左右移动，使血液与毛细玻璃管上的抗凝剂充分混匀，防止血液凝固。

四、血标本处理技巧

1. 血标本唯一的抗凝剂是肝素　抗凝肝素液的配制：试管 7～30 IU / ml；注射器 40～1 20 IU / ml；微量管 50～250 IU / ml。

2. 血标本必须在无氧的条件下获得，并立即与空气隔绝　因为空气中的氧分压（PaO_2）接近 20 kPa，而二氧化碳分压（$PaCO_2$）接近 0，当血标本与空气或混入的气泡接触后 PaO_2 将大大提高，而 $PaCO_2$ 明显降低。

3. 血标本必须立即送检　超过 10 分钟，应将标本放于冰块中保持 0℃的低温，并于 2 小时内测定。因为在室温下，每过 10 分钟标本中的氧将消耗 1 ml / L[13.33kPa(10mmHg)]或 PaO_2下降 1 / 3，$PaCO_2$增高 0.133 kPa(1 mmHg)、pH 值下降 0.01。而在 0 ℃低温下，血细胞的代谢显著降低，各种参数的变化则很小，2 小时内结果无明显变化。

4. 取出铁芯　血气标本放入血气分析仪之前应先取出铁芯。

五、注意事项

（1）如血液呈高凝状态，或有出血倾向，或抗凝血治疗期间，避免采血。

(2)Allen 实验阳性者，不能行桡动脉采血。

（3）不能在同一部位反复采血。

（4）拔针后压迫点在穿刺点近侧端。不同部位的动脉压迫的强弱及时间不一，成人股动脉需压迫 10 分钟，桡动脉、足背动脉 5 分钟，小儿一般 3～5 分钟。压迫止血后仍不止血者，应加压包扎至完全止血。

第三节　小便标本采集技巧

一、容器准备技巧

留取小便标本的容器要符合其目的，容器标签清晰、牢固。

1. 小便常规标本采用清洁、干燥的玻璃瓶或一次性尿杯，其容量为 20~30 ml。

2. 1 2 小时或 24 小时小便标本清洁带盖的大口容器（3000~5000 ml)、防腐剂。

3. 小便培养标本带塞无菌试管。

二、留取小便标本技巧

1. 小便常规标本采集技巧　晨尿不受饮食的影响，浓度较高，检出的阳性率较高，因此小便常规最好留取清晨第 1 次排出的尿液。留取小便标本时注意不能将大便混入标本中，女性病人注意白带和经血。女性病人经期不宜留取小便标本. 必要时先清洗外阴，再用干燥棉球塞住阴道口后留取。昏迷或尿潴留病人可通过导尿术留取标本。一般成年人及年长儿留取小便标本不难，昏迷病人采用导尿法留取小便标本，下面重点介绍婴幼儿小便标本的采集。

婴幼儿小便常规标本的采集：取清洁小玻璃瓶 1 只，瓶口必须光滑，将 3 条胶布分别沿瓶口的长轴方向粘于瓶口，再用 1 条胶布围绕瓶颈，使 3 条胶布固定。将瓶口对准女婴尿道口或将男婴阴茎放于瓶内，1 条胶布贴于阴阜上. 其余 2 条分别贴于大腿内侧，使小瓶不下垂，然后松开尿布。

比较有排尿规律的婴幼儿于早晨起床后督促排尿时收集标本。没有排尿规律的男婴幼儿还可用集尿袋收集小便标本。

2. 12 小时或 24 小时小便标本的采集技巧　容器标签上注明留取标本的起止时间，向病人详细交代留取标本的意义和方法，充分取得病人的配合。各班详细交班. 督促病人正确、及时留取标本，嘱病人于早上 7 时排空膀胱后开始留取标本，至晚上 19 时或次晨 7 时排完最后一次尿液，将 12 小时或 24 小时尿液均留于容器内。应将集尿容器放于阴凉处，并根据检验要求加入防腐剂，以免尿液久放变质。

3. 常用防腐剂的作用与用法。

4. 小便培养标本采集技巧　小便培养标本采集有 2 种方法：通过导尿术留取和留取中段尿法。

（1）导尿术留取小便培养标本方法同导尿术操作。

（2）留取中段尿法采集标本必须在病人膀胱充盈的时候进行。会阴部的清洁方法同导尿术。护士用长试管夹夹住试管，前段尿弃去，接取中段尿，留取尿培养标本的量为 5～10 ml，标本留好后立即塞上塞子，标本内勿混入消毒剂。

第四节　大便标本采集技巧

一、容器准备技巧

根据留取大便标本的目的进行物品准备。留取标本的种类有：常规标本、隐血标本、寄生虫或虫卵标本、培养标本。

1. 常规标本容器　蜡纸盒、小瓶、塑料盒，竹签，便盆。

2. 隐血标本容器　蜡纸盒，竹签。

3. 寄生虫或虫卵容器　带盖容器或便器，竹签。

4. 培养标本容器　大便培养管或无菌蜡盒.无菌竹签或无菌棉签，消毒便盆。

二、留取大便标本技巧

1. 常规标本留取技巧　嘱病人排便于清洁便盆中，用清洁竹签取 5 g 左右大便（约蚕豆大小）。腹泻病人取脓血、黏液等异常部分。

2. 隐血标本留取技巧　病人在留取标本前 3 日禁食肉类、鱼、肝、血、大量绿叶蔬菜等食物及含铁食物，防止出现假阳性。

3. 寄生虫或虫卵标本留取技巧

（1）查寄生虫或虫卵，应收集大便不同部位的标本 5～10 g 送检。

（2）因为寄生虫卵是间歇排出的，所以间歇、多次地收集标本检查，会增加检出率。

（3）病人服驱虫药后或做血吸虫孵化检查，必须留取全部大便标本，及时送检。

（4）阿米巴原虫在低温下可失去活力，难以找到，故在采集标本前应用热水将便盆加温，便后连同便盆立即送检。

（5）查蛲虫卵，应在晚上 11 点左右，病人感觉肛门周围发痒时，用特制的肛门拭子或温棉签轻擦病人肛门周围皱褶处，放入置有温盐水试管中立即送检。

4.大便培养标本留取技巧　嘱病人排便于清洁便盆内，用消毒棉签采取大便的异常部分于无菌蜡纸盒内或无菌试管内。也可用肠拭子蘸等渗盐水，由肛门插入直肠 4～5 cm 处，轻轻转动，取出粪便少许，放入无菌培养试管中，盖好送检。用肠拭子直接采取标本进行培养，可提高阳性率。

第五节　痰标本采集技巧

一、容器准备技巧

1.痰常规标本　采用蜡纸盒或广口瓶。

2.痰培养标本　无菌培养皿或瓶、漱口液。

3.24 小时痰标本　容积约 500 ml 的清洁广口容器。

二、留取痰标本技巧

1.常规标本留取技巧　操作者洗净双手，戴好口罩，必要时戴手套，留取晨起的痰标本，病人必须先漱口清洁口腔，去除口腔中的杂质。病人咳痰之前先进行数次深呼吸，然后用力咳出气管深处的痰液。

如果检查的目的是查癌细胞，则应立即送检，或用 95%乙醇或 10%甲醛固定后送检。

2.痰培养标本留取技巧　病人漱口，先用漱口液，然后再用清水漱口，以清除口腔内细菌。痰标本收集于无菌培养皿或瓶内，小儿和昏迷等不合作的病人留取痰常规和痰培养标本时可采用吸痰法吸取痰液作为标本。具体操作方法：用 5 ml 或 10 ml 无菌注射器接 1 根一次性吸痰管，在病人的咽喉深部抽吸痰液。

3.24 小时痰标本留取技巧　留取标本时不能将唾液、漱口水、鼻涕等混入.容器上注明留取标本的起止时间，详细交班。第六节 1 咽拭子培养标本采样技

巧

一操作前准备技巧

1. 用物准备　①采集标本前应明确检验目的，根据检验目的准备所需用物。②咽拭子培养管的选择：收集不同的标本选择不同材质的咽拭子培养管，如木制拭子含有会使病毒失活及干扰聚合酶链反应（PCR）检测的物质，不宜用作病毒标本的采集。③在咽拭子培养管上必须贴上标签，注明病人姓名、科室、床号、住院号、检验目的和送检 13 期。

2. 病人准备　①凡能直接干扰化验的药物和食物，在采集标本前应停止使用，以免影响检验结果的判定。②进行标本采集前 2 小时停止进食，以免引起呕吐。③向病人讲述标本的采集方法，并取得病人的配合，以利于操作的顺利完　成。④操作前病人用温开水漱口。

3. 操作者准备　凡采集细菌培养标本，应严格执行无菌操作技术，护士操作前做好自身准备，如剪指甲、洗手、戴口罩帽子等。

二、采集标本技巧

1. 查对医嘱　防止发生差错。凡对检验申请单有疑问时，护士应及时核准、核实后才可执行。

2. 采集时间　应在清晨且在使用抗生素前采集。若已使用抗生素，应按其半衰期计算，在血药浓度最低时采集标本，并应在检验单上注明。

3. 操作者　洗手，避免医院内感染。

4. 能合作的病人　嘱其张口发“啊”音，用压舌体将舌体往下压，暴露咽喉部，用醮无菌等渗盐水的拭子（或长棉签）以轻快的动作擦拭两侧腭弓及咽、扁桃体上的分泌物。注意棉签不要触及其他部位，保证所取标本的准确性。

5. 呼吸道标本应尽早采集　有研究提示：从出现症状超过 72 小时收集的标本病毒量明显减少，一些呼吸道病原体经过一段时间可能会发生离析。

6.咽拭子采集范围　为喉后部和扁桃体区域，要避免碰到舌面，以免影响检验结果。做真菌培养时，须在口腔溃疡面上取分泌物。采集咽分泌物：先用清水漱口，用压舌板将舌体向下向外压，将咽拭子在咽后壁或腭垂后侧涂抹数次，切勿接触口腔和舌黏膜。

7.保证送检标本的质量　采集标本既要及时，又要保证采集量准确。凡细菌培养标本，应放入无菌容器内，采集时严格执行无菌操作技术。标本采集后立即送检.不应放置过久，以避免标本污染或变质，从而影响检验结果。特殊标本还应注明采集时间。

8.选择适当的标本容器　根据标本的特点，注意保存和运送，以免影响检验结果的准确性。

9.标本采集后的处理　取毕，将试管口及棉塞在乙醇灯火焰上消毒后插入棉签，塞紧，防止标本污染。

第十四章　无菌技术操作技巧

无菌技术是指在医疗、护理操作过程中，防止一切微生物侵入人体和防止无菌物品、无菌区域不被污染的操作技术和管理方法。是预防和控制医院内感染及疾病传播的一项重要基本操作，任何一个环节都不得违反操作原则，否则就会造成医院内感染的机会，给病人带来不应有的痛苦和危害，因此必须加强无菌观念. 准确熟练地掌握无菌技术，严格遵守无菌操作规程。在无菌操作的过程中，如果能掌握一些细节或技巧，对有效防止物品被污染及防止医院内感染的发生有着重要的意义。

第一节　无菌技术操作准备技巧

一、环境准备技巧

操作前半小时湿抹治疗台、治疗盘，毛巾保持半湿状态，以用手拧不出水为度. 抹擦后治疗台、治疗盘内应无遗留的水迹或消毒水迹，保证操作区域干燥。操作前半小时停止清扫地面，操作过程中避免不必要的人群流动，减少尘土飞扬，降低污染。无菌操作环境应清洁、空气清新、光线充足。操作台面足够宽敞. 无其他物品。

二、用物准备技巧

物品在治疗盘内固定摆放位置，防止遗漏。逐一查看无菌物品的灭菌日期和指示胶带变色情况。检查包布是否清洁、无破洞、无潮湿，有盖方盘或储槽盖侧孔密封。按照操作的先后顺序和无菌操作要求摆放物品，2 个清洁治疗盘放在操作台的一端。

三、操作者自身准备技巧

操作者着装应清洁整齐、得体、大小合适，长袖工作服衣袖不能太大，无污迹，无长指甲，口罩遮住口、鼻，戴圆筒帽，将头发完全遮盖。

第二节　无菌技术操作技巧

一、无菌持物钳选择技巧

无菌持物钳是用来夹取和传递无菌物品的器械，不直接作用于病人。临床常用的无菌持物钳有 4 种：三叉钳、卵圆钳、长镊子、短镊子。①卵圆钳：下端有 2 个卵圆形小环，可夹取刀、剪、镊、治疗碗、弯盘等。②三叉钳：下端较粗，呈三叉，并以弧度向内弯曲，常用于夹取较大或较重物品，如瓶、罐、盆、骨科器械等。③镊子：尖端细小，轻巧方便，适用于夹取针头、棉球、纱布等。应根据所夹取物品的种类选择合适的持物钳。

二、无菌持物筒保存技巧

无菌持物钳的存放有干筒和湿筒 2 种方法。

1. 湿筒　是将经压力蒸汽灭菌后的持物钳浸泡在盛有消毒液的筒内保存。湿筒有玻璃、搪瓷、陶瓷、不锈钢之分，且为广口；浸泡时消毒液应没过无菌持物钳关节轴上 2～3 cm、持物镊的 1/2 处。

2. 干筒　是指将无菌持物钳干燥保存待用，即筒内不放消毒液，多用于手术室、注射室等使用频率较高的科室，在集中治疗前开包使用，每 4 小时更换 1 次。

三、无菌持物钳使用技巧

（1）拿取时，右手的大拇指和无名指固定在持物钳上端的 2 个圆环中。

（2）1 个容器只浸泡 1 把持物钳，以免相互碰撞而污染。

（3）取出、放回时钳的前端闭合，不可触及容器口边缘及液面以上的部位。

（4）使用时钳的前端应始终向下，不能水平，更不能倒转，以免液体回流污染持物钳前端。

（5）用后立即放回，如为湿筒应打开轴关节，以便充分接触消毒液。

（6）远处使用时要连同容器一同搬移，不可只拿持物钳。

（7）换药时，不可用持物钳直接夹取油纱条、换药和消毒皮肤，应该用持物钳夹取镊子或止血钳，使用镊子或止血钳进行操作。

（8）容器及无菌持物钳应定期消毒，每周消毒2次。疑有污染，应立即更换，重新灭菌。

四、无菌容器使用技巧

为了保持灭菌物品无菌、方便随时取用，常用无菌容器盛放无菌物品。常用的无菌容器有：有盖方盘盒、不锈钢杯、储槽等。无菌容器内盛有棉球、纱布等。

1. 无菌敷料缸使用技巧

（1）取物时，拿起容器盖平移离开容器，内面向上置于桌面上或内面向下拿在手中，拿盖时手不可触及盖的内面及边缘。

（2）从无菌容器内夹取无菌物品时，必须用无菌持物钳，物品取出后应立即盖严。关闭时，盖子应由后向前覆盖整个容器口，无菌物品一经取出不能再放入无菌容器内。

（3）手持无菌容器时，应托住容器底部，手指不能触及容器边缘及内面。

2. 储槽使用技巧　从储槽内取物时，应将储槽盖边缘的反扣打开呈外展状态，以防盖子打开过程中，反扣下垂，污染容器的边缘.防止物品触碰边缘而污染。容器盖打开角度与储槽体成90°角，减少与空气接触的面积，降低污染程度。

五、无菌包使用技巧

无菌包布是用质厚、致密、未脱脂的双层纯棉布制成的，无菌包包扎采用十字法。

使用前，核对无菌包的名称、灭菌日期，检查是否松散、潮湿，查看化学指示胶带变色情况。将无菌包平放在清洁、干燥、宽敞的操作台上。解开系带绕好后反折于包布下，再用手指捏住包布角外面，依次揭开包布外角、左右两角和内角. 操作的手及手臂避开包布内面和无菌物品，防止跨越无菌区。

若是双层包裹的无菌包，则内层包布需用无菌持物钳打开，用无菌持物钳夹取所需物品，放在事先准备好的无菌区内。

包内物品如果一次未用完，须按原折痕依次包好，带子呈一字形缠绕，以示包已开过，并注明开包日期及时间，有效期为 24 小时。如包内物品已污染或潮湿. 则须重新灭菌。

如包内物品需一次性全部取出，可将包括在手上，另一手将包布四角抓住，稳妥地将包内物品全部投入到无菌区域内。

六、无菌盘准备技巧

无菌盘是将无菌巾铺在清洁、干燥的治疗盘内，使之形成一个无菌区，放置无菌物品，以备治疗、护理之用，如换药盘、注射盘、气管切开护理盘等。

1. 无菌巾的折叠技巧

（1）横折法将治疗巾横折 2 次成 4 折，再纵向扇形折叠。

（2）扇形折法将治疗巾纵向扇形折成 4 折，再横向扇形折成 4 折。

2. 单巾铺盘技巧　保持治疗盘内干燥。无菌巾采用横折法，双手捏住无菌巾上层两角的外面轻轻抖开，横行双折铺于治疗盘上，上面一层向远端呈扇形折叠. 开口边向外。打开治疗巾时不要碰自己的衣服和桌面，手及手臂防止跨越无菌区。放入无菌物品，拉平扇形折叠覆盖于物品上，上、下边缘对齐，将开口处向上翻折 2 次，两侧边缘向下折 1 次。准备好的无菌盘若不能立即使用，注明铺盘时间，有效期为 4 小时，如有潮湿或污染应随时更换。

3. 双巾铺盘技巧　无菌巾采用扇形折叠法。取出第 1 块无菌巾，双手捏住无菌巾两角的外面轻轻抖开，从远铺到近，防止头部和身体跨越无菌区。第 2 块无菌巾从近铺到远，四边对齐，将无菌物品盖严。先上下两边向上反折 1 次，再左、右两边向上反折 1 次。注明铺盘时间，有效期为 4 小时。

七、取用无菌溶液技巧

取用无菌溶液时，认真核对瓶签上的药名、浓度、剂量、有效期、使用方法. 并检查瓶体有无裂缝，瓶盖有无松动，药液有无沉淀、混浊、变色等。检查液体澄明度时一定对光检查，双眼平视瓶身，并注意避开标签。倒转瓶身时勿用力摇晃瓶子，以免形成大量气泡，延长检查时间，并影响检查的效果。

启开铝盖，用拇指与示指或双手拇指将瓶塞边缘向上翻起，捏住瓶塞边缘，拉出瓶塞，注意手不可触及瓶口和瓶塞内面，橡胶塞用一只手示指和中指套住，防止污染，一手拿起瓶子，标签面朝向掌心。

倒出溶液时力量不能太小，否则溶液容易从瓶口顺着瓶身流出，导致液体污染：力量不能太大，以免液体溅到容器外面。注意倒液时，瓶子离弯盘和无菌容器的高度要合适，10 cm 左右，不可使水珠回溅，标签不可浸湿。

消毒瓶塞采用环形消毒，注明开瓶日期及时间。

棉签蘸消毒液时保持垂直向下进入消毒瓶中，避免碰到消毒瓶口边缘，棉签蘸消毒水为棉花部分的 1／2～2／3，不能过湿，以防消毒液滴落。

八、戴、脱无菌手套技巧

选择与操作者手型大小适合之手套，戴手套时摘下手表及饰物，洗净双手并擦干。核对无菌手套包上的号码、灭菌日期及化学指示胶带，并检查包布是否松散、潮湿等。如果用滑石粉润滑双手，打开滑石粉时应稍离开无菌区，防止滑石粉微粒扩散，造成操作区空气污染。

戴无菌手套时手持手套的翻转部分，手套戴好后，为了使手套与手贴合，可用双手手指交叉相互推送，也可用无菌纱布从手指尖端至手掌推送，使手套完全黏附在双手上。

脱手套前应冲净手套上的脓血，用戴手套的右手捏住左手套腕部的外面翻转脱下，再用已脱下手套的左手插入右手套内，将其翻转脱下。戴手套时手不可触及手套的外面，防止无菌手套污染，脱手套时手套的外面不可触及手，以防手被污染。

第十五章 静脉输液（血）操作技巧

静脉输液法是利用液体静压原理和大气压力的作用，将大量的无菌溶液或药液直接滴入静脉的方法。其目的是：①纠正水、电解质失调，维持酸碱平衡。②补充能量和水分。③输入药物，治疗疾病。④增加血容量，维持血压。⑤利尿消肿，降低颅内压。

静脉输血法是将血液通过静脉输入体内的方法。其目的是：①补充血容量，增加心排血量，提高血压，促进循环。②增加血红蛋白，纠正贫血，促进携氧功能。③供给各种凝血因子，改善凝血功能，有利于止血。④增加血红蛋白，维持胶体渗透压，减少组织渗出和水肿。⑤补充抗体，以增强机体抵抗力。⑥促进骨髓系统和单核吞噬细胞系统功能。

第一节 四肢静脉输液操作技巧

一、用物准备技巧

用物准备的技巧，关键在于根据不同个体准备合适的用物，且用物准备齐全，以避免操作者因用物不适合病人或用物准备不全面往返于治疗室与病床之间。

1. 输液器的选择 袋装液体不用插排气管，选用单管输液器；瓶装液体选用带排气孔的输液器，避免插排气管的麻烦，减少污染；连续为病人输注几袋液体时可选用双管输液器，以节约人力资源。

2. 输液针头的选择 根据病人的年龄、输注溶液量及病人的心肺功能状态选择输液针头。需快速补液、生命征较平稳的成人选用 7.5 号、9 号或更大的针头. 以利快速补液。老年人、小儿或心肺功能差需限制滴数的病人，可选用小号头皮针，如4.5号、5号、5.5号针头均可。

3.特殊病人的用物准备 昏迷、不合作病人及小儿静脉输液时需准备大小不一的夹板或约束带，以防输液过程中因病人躁动，使针尖刺伤血管壁或针尖滑出血管外。

4.用物摆放技巧 物品的摆放原则应符合操作流程的要求和无菌原则，达到节约操作时间，提高工作效率，防止污染的目的。

（1）物品的摆放严格遵循无菌技术操作原则准备2个治疗盘，1个用于配液，1个带至病床旁用于静脉穿刺，下述简称配液用治疗盘和输液用治疗盘。

（2）配液用治疗盘持物筒放在治疗盘右上角，取放持物钳时不易污染，治疗盘前或上1/3从右至左依次摆放持物筒、无菌纱布罐、砂轮、皮肤消毒剂；无菌溶液、药物放治疗盘中央；左下角物品，根据配液时所需物品的先后顺序从上到下依次叠放注射器、输液器；治疗盘下端中间摆放棉签、红钢笔、蓝钢笔，必要时备剪刀；弯盘摆放在治疗盘右下角。

（3）输液用治疗盘前方从右至左依次放置皮肤消毒剂、压脉带；已配置好的液体放在治疗盘中央；左下角从上到下依次叠放无菌敷料贴、无菌手套、穿刺用手垫等；治疗盘下方中央放置无菌棉签、红钢笔、蓝钢笔、输液卡；右侧下角放置弯盘。

二、配药操作技巧

按物品摆放顺序检查物品准备情况，检查液体质量时应保证光线充足，可在窗前或检液灯下，操作者左手持输液瓶（袋）底，右手持瓶盖处，将输液瓶（袋）轻轻倒立。切勿剧烈摇动，以免产生气泡，影响对液体的观察。

配液完毕，请另一位护士核对的同时，操作者剪开输液器袋，当核对者核对完毕后可立即将输液器针头插入输液瓶内，以节约操作时间。

三、排气技巧

将输液器中的调速器在包装袋内关闭，防止排气前漏关调速器，导致莫菲滴管内液面快速下降，造成排气不成功。从输液瓶上取下输液管，将莫菲滴管倒置，打开调速器，使溶液自然流入莫菲滴管内。当莫菲滴管内液面达 1 / 2～2 / 3 时，迅速转正莫菲滴管，放下输液器管下端。使液面下降至输液管过滤网上 5～10 cm 处，将调速器关小，取下头皮针梗外套，针尖斜面朝下。将液体慢慢排至头皮针，待液体排至针梗上 3 cm 时关闭调速器，排液量不会超过 3 滴，而且一次排气成功。按上述方法排气不仅体现了操作的娴熟，节约了操作时间，更重要的是防止药液的浪费，保证输入剂量的准确。

四、选择血管技巧

1.静脉选择技巧　首先要了解皮肤的结构特点，皮肤由表皮、真皮、皮下组织构成。全身皮肤厚度不同，0.5～4 mm，四肢为厚。皮肤的痛觉纤维大多分布在表皮，而痛觉感受器在表皮呈点状分布，在手背有触点 25 个，痛点 100～200 个，所以表皮疼痛特别敏感。皮肤血管分布于真皮层及皮下组织内，上肢浅静脉穿刺的血管在皮下组织最多，其次是真皮层。手背的尺骨茎突、桡骨茎突和第 3 掌骨头所形成的三角区域神经分布较少，称乏神经区，是减轻穿刺疼痛的部位之一。

2.血管充盈法技巧

（1）外涂血管扩张剂对于周围静脉显露不明显，血管痉挛穿刺困难者，可涂血管扩张剂。用棉签蘸 1%硝酸甘油涂在穿刺部位皮肤上，并湿热敷 3 分钟左右。使表浅小静脉迅速充盈，静脉直径明显增加，血管充盈度增强。其他如阿托品、2%山莨菪碱、2%利多卡因涂穿刺部位的皮肤，也可使浅静脉扩张、充盈、显露.提高静脉穿刺成功率。

（2）热水暖敷法输液前 5 分钟给病人使用热水袋，将热水袋置于病人需穿刺的部位，或将手或脚全部浸泡于热水中，使静脉血管扩张。注意水温不宜超过 50℃，以防烫伤病人的皮肤。

3. 使用压脉带技巧

（1）压力适宜保持张力在 10.7～16.0 kPa 时，肢体远端的静脉充盈达到最佳状态，既能保证肢体远端有动脉压，又能完全阻断其表浅静脉的回流。

（2）扎 2 根压脉带法在穿刺点上方 20 cm 处扎一根压脉带，再在 10 cm 处扎一根压脉带，可较大面积地阻断外周静脉的血流，明显改善静脉充盈度。本法不仅适用于儿童，还适用于成人中因消瘦、衰竭及无力握拳的病人。心脑血管疾病所致肢体活动障碍，在腕关节内关穴、第 2～第 5 指的第 1 节指节处各扎一根压脉带，血管充盈明显。对明显水肿及肥胖的病人，用 2 根压脉带，上、下相距约 15 cm，捆扎肢体 1 分钟后. 松开下面 1 根压脉带，可看到靛蓝色的静脉。最佳静脉穿刺时间是扎压脉带后 40～120 秒。对极度衰弱、血容量不足、末梢静脉充盈度差的病人，扎压脉带时间应相应延长。

4. 穿刺部位的选择　四肢静脉从远心端开始，尤其对长期或较长时期需要静脉输液的病人应有计划地选择从远心端部位的静脉开始。避开在炎症、硬结和瘢痕处穿刺。选择清晰、充盈、走向较直的静脉穿刺，并避开静脉窦。尽量避免在关节处穿刺，因关节处不易固定，稍稍一动，针尖就会刺破血管或脱出血管外。

可供选择的静脉有四肢的浅静脉，如腕部、手背、前臂的浅静脉，肘窝的贵要静脉、正中静脉、头静脉；足背和踝部的浅静脉。幼儿可选择手背、足背、胸壁或腹壁静脉。

5. 特殊病人穿刺血管的选择技巧

（1）输注高渗液体、化学治疗（简称化疗）药物时为避免液体外渗引起血管坏死，宜选择四肢较粗大的血管，如肘静脉、正中静脉、小隐静脉。

（2）输注钙剂应选择易于观察部位的血管，婴幼儿应避免选四肢关节处血管，以免液体外渗引起皮肤坏死，造成色素沉着或瘢痕，影响美观和肢体功能。

（3）穿刺前要“一看二摸”，穿刺时要做到稳、准、浅、轻。“一看”就是仔细观察血管是否明显，走向是否较直，静脉大多呈蓝色（动脉和皮肤颜色一样），较隐匿的静脉要尽可能寻找静脉的迹象。“二摸”就是凭手感，摸清血管走向，如果血管在骨缝之间，则有柔软感，动脉可以摸到搏动。

五、静脉穿刺技巧

1. 操作前心理调适　操作者心理放松，充满信心和爱心.，是穿刺成功最重要的技巧之一。

2. 静脉穿刺前　选择适宜的光线的强弱及照射操作者角度.直接影响穿刺的成功率。光线太强可使操作者瞳孔缩小，太弱的光线可使操作者瞳孔开大而影响视觉功能。明亮的自然光线其亮度最适宜，是最理想的光线，静脉显露清晰，操作者眼睛不易疲劳。在光线不太好的房间、阴雨天气以及夜晚，可选择 40 W 日光灯，或将 60 W 灯泡置于操作者左前上方。距穿刺静脉 45～50 cm。

3. 压脉带捆扎时机　为避免压脉带捆扎时间过长致皮肤发紫、静脉显露不佳，可在聚维酮碘消毒一遍皮肤后再扎压脉带。

4. 静脉穿刺技巧　穿刺时操作者左手绷皮肤不能太紧，病人握拳也不能太紧，防止血管被压扁。右手拇指与食指以前后方向握持针柄，使针尖斜面向上，这种握持方法不影响进针角度，进退较灵活。为减轻疼痛，针尖进入皮肤动作要快，针梗与皮肤呈 15°～30° 角由静脉上方或侧方刺入皮下.再沿静脉走向潜行刺入静脉，见回血再将针梗放平，缓慢推进少许。

5. 特殊病人的穿刺技巧

（1）肥胖病人　其皮下脂肪丰厚，血管暴露不明显，但较固定。可采用触摸法.即按解剖部位用食指触摸穿刺部位静脉，确认静脉后绷紧皮肤，使局部皮肤出现隐约可见的线形凹沟，凹沟即为静脉。穿刺时从血管的上方进针，进针的角度和力度要大些，以 20°～30°为宜，一般不超过 40°。

（2）静脉走向变异病人　有的病人静脉走行与一般人存在差异，主要表现在大隐静脉、手背静脉及肘正中静脉，若按平常静脉走行对静脉未显露且很胖的病人进行静脉穿刺时则难以成功。因此，在按解剖静脉走行进针未见回血时，可将针尖轻轻向左侧或右侧、稍深或稍浅处进行试探性进针。

（3）脱水及微循环障碍病人　由于休克、腹泻、呕吐等原因造成脱水、血管弹性差、血管塌陷的病人，可用温水浸泡、局部热敷改善血液循环，扩张血管，或操作者用手轻轻揉搓或轻拍穿刺部位，用大拇指轻按欲穿刺静脉。静脉穿刺采用“挑起进针”法，即细心地把针尖刺入血管肌层，将针梗放平，针尖稍微挑起，使血管壁分离，针尖的斜面滑入血管内，针尖进入血管中会有一种失阻感或“落空感”，即使无回血，也可提示针尖在血管内。

（4）休克、循环功能差、输注特殊药物病人　为确保针尖在血管内，可用 5 ml 注射器抽取 0.9%氯化钠注射液（生理盐水）接头皮针进行穿刺，边穿刺边抽回血，见回血后试推，如穿刺局部皮肤无肿胀，病人未感疼痛，推液无阻力，则提示针尖在血管内。

（5)滑动与脆性静脉　对于血管脆性较大或是由于长期输入刺激性药物的病人.应正确掌握穿刺方向与角度，缓慢进针；对于血管较滑的病人，穿刺时以左手拇指压迫血管下端，看准方向快速刺入。

（6）水肿病人　因皮下水肿，血管显露不清，行静脉穿刺前，可先用湿热毛巾热敷穿刺部位数分钟，使穿刺部位血管充分显露。或先行按摩推压局部或用拇指将静脉两侧的皮肤轻轻推开，让血管显露后再行穿刺，进针要比平时略深。

（7）极度消瘦病人　因血管失去皮下组织的保护，而变得非常脆弱，血管表浅且易滑动，容易刺破，采用握指法，从血管的侧面进针。进针的角度（大概为10°左右）和力度不宜过大，同时进针后针尖不能在血管内来回移动，以免造成血管破损。

（8）大面积烧伤病人　应避开烧伤部位进行穿刺，如属全身烧伤者，病人血管失去皮肤组织的支持，因大量失水和大量蛋白丢失，血管塌陷，应选择大静脉，同时注意无菌技术操作，防止感染。

六、固定技巧

静脉穿刺成功后，妥善固定是整个穿刺过程的重要环节，如固定不当可引起针头滚动、滑脱、针尖刺痛，最终导致穿刺部位肿胀、渗出。针头固定时，应以稳妥、安全、病人舒适为原则。

（1）为昏迷、小儿等不合作病人固定时，适当约束，可用夹板固定。根据部位选择合适夹板固定时夹板的中点放置于穿刺部位的中点位置，选用2条长胶布，固定于夹板两端。胶布固定禁忌过紧，胶布走行之间应留有空隙，有利于血液回流，防止肢体缺血坏死。

（2）给小儿进行四肢静脉输液时，助手应固定穿刺部位上、下2个关节。但不能用力过大或抓握太紧，以免引起骨折或疼痛。

七、故障处理技巧

1. 滴管内液面过高　从输液架上取下输液瓶（袋），并使输液瓶（袋）稍倾斜，让插入输液瓶（袋）内的针尖露出液面，待输液器内溶液缓缓滴下，直至滴管露出液面，再将输液瓶挂于输液架上，继续进行滴注。

2. 滴管内液面过低　折叠或夹紧莫菲滴管下端输液管，同时挤压莫菲滴管，迫使输液瓶内液体流入莫菲滴管内，直至液面升高至莫菲滴管1/2处，松开莫菲滴管下端的输液管。

3. 莫菲滴管内液面自行下降　检查莫菲滴管上端输液管和滴管的衔接是否有松动，滴管有无漏气或裂隙，必要时更换输液器。

4. 溶液不滴

（1）针尖滑出或部分脱出血管外溶液流入皮下组织，针尖部位皮肤有肿胀、疼痛。如无肿胀，且针尖在血管内，可在针尖相应的皮肤部位清晰地摸到针尖的轮廓；如触摸不清，提示针尖不在血管内，应另选血管重新穿刺。

（2）针尖斜面紧贴血管壁妨碍液体滴入，可调整针头位置或适当改变肢体位置. 直到滴注通畅为止。

（3）针尖阻塞折叠夹住滴管下输液管，同时轻轻挤压近针尖端的输液管。若感觉有阻力。且无回血，则提示针头已阻塞，应更换针头，重新穿刺。

（4）压力过低　由于病人周围循环不良或输液瓶位置过低所致，可抬高输液瓶位置。

（5）静脉痉挛排除上述情况，确认针尖在血管内，而溶液不滴常提示静脉痉挛。可用热水袋或热毛巾热敷于注射部位上端皮肤，或将输液管下端置于恒温输液器上，可以解除静脉痉挛。

八、拔针技巧

（1）拔针时角度不宜过大，动作宜轻，先拔出针梗，再立即用棉签按压穿刺点，或将干棉签轻轻放在穿刺针梗部位的皮肤上方，使针梗在没有压力的情况下退出管腔. 可减轻或消除针梗、针尖刃对血管造成的机械性切割损伤，减轻拔针时所造成的疼痛。

（3）拔出针梗后，将棉签顺血管纵向压迫，这样才能按压住皮肤与血管上的 2 个穿刺点。一般病人按压局部 1～2 分钟，有凝血障碍或血液病人应按压 5～10 分钟. 一般以针梗拔出后压迫至放松后不出血为止。

第二节 头皮静脉输液操作技巧

小儿头皮静脉输液是儿科最基本的护理技术操作，也是医院治疗抢救病儿的一个重要手段.如何保证准、稳、快、好地将药物输注到病儿体内是护理工作研究的重要技术操作，为保证头皮静脉穿刺的成功率，达到有效的静脉输液，现将用物准备、穿刺、固定的操作技巧阐述如下。

一、用物准备技巧

小儿头皮静脉穿刺除备一般静脉穿刺用物外，还应准备如下物品。①一次性头皮针：选择的原则是根据静脉的大小及深浅、穿刺部位、病人的年龄而定，一般选择4.5～5.5号头皮针。②剃毛刀：用于剃除穿刺部位毛发。③小枕：垫于头颈部。④小号及中号弹力网状绷带：用于穿刺后固定针头。⑤一次性5 ml注射器抽吸0.9%氯化钠注射液(连接头皮针进行穿刺)：用以提高穿刺成功率。⑥小毛巾：因小儿血管较细小，可准备用于热敷穿刺处的小毛巾。

二、病儿准备技巧

（1）穿刺前，应检查病儿衣着情况，不能穿过厚的衣物，因新生儿、小婴儿头颈部相对较短，当病儿穿刺处于仰卧位时，衣着过多，病儿的头部会悬空，穿刺时病儿头部左右摆动时，头部将会失去支撑点，而变得不稳定，不仅病儿感觉不舒适，而且穿刺时血管容易被刺破。

（2）准备1块干燥、柔软的小毛巾衬垫在病儿背部的皮肤与衣服之间，因穿刺过程中，病儿哭闹，大量出汗，背部垫小毛巾可保护病儿的衣服不被汗湿，防止更换衣服带来的麻烦。行头皮静脉穿刺时尽量给病儿穿上胸前开扣的衣服，以避免给病儿更换衣服时，从头顶脱除衣服时可能将头皮针拔出的危险。

（3）穿刺前，病儿不能进食过饱，以免穿刺过程中病儿啼哭、呕吐，胃内容物误入呼吸道，引起窒息。可给病儿进食少量温开水或橘子汁，以防止病儿在穿刺过程中哭吵而导致声音嘶哑。

（4）穿刺前病儿往往啼哭，穿刺的最佳时机是小儿刚啼哭时。此时头皮静脉充盈.容易穿刺。对于长期头皮静脉穿刺，血管不易选择的病儿，可选择在病儿轻微啼哭的状态下进行。但若啼哭时间较长，皮肤潮红掩盖了血管走向，增加穿刺难度，应让家长哄一会儿，待病儿不哭时，隔 3～5 分钟再穿刺。

（5）穿刺部位皮肤准备用剃毛刀剃除穿刺部位周围约 5 cm^2 范围的毛发，为穿刺后固定做准备，毛发剃除时注意防止剃破头皮，造成感染。

为了避免剃破病儿头皮，还应掌握以下技巧：首先用温水或 75%乙醇将穿刺部位周围的皮肤浸湿，让助手扶好病儿的头部勿左右晃动，操作者左手固定头部，右手小拇指及手掌尺侧紧贴病儿头部做支撑点，大拇指、食指、中指持剃毛刀，与皮肤平行的方向轻轻地剃除穿刺部位的毛发，对皮肤表面不平整的病儿，更要把握力度和角度，避免刺破皮肤。

三、选择血管技巧

1. 头皮静脉穿刺时，首先要鉴别动、静脉动脉触之有搏动感、较粗，外观呈紫红色，较充盈，管壁较厚，不易被压瘪，易滑动，穿刺后回血快，血色鲜红，液体注入时周围组织呈树枝状立即变白，甚至出现局部搏动；而静脉触之无搏动，啼哭时充盈明显，外观呈浅蓝色，管壁较薄，易被压瘪，较易固定，不易滑动，液体滴入顺畅。

2. 促进静脉显露技巧　头皮静脉穿刺时应选择充盈好、弹性较好、不易滑动且较粗直的静脉，对于皮肤黝黑、长期静脉输液显露不清的静脉，可采用拇指推压的方法。穿刺者以左手拇指、食指分别固定静脉两端皮肤，右手拇指置于静脉走行方向自左向右横向推压该处皮肤（推压时稍用力）反复数次，直至局部出现一段长约 1.5 cm 的充盈血管时迅速穿刺。

3. 肥胖儿童　常常在头皮边缘才有细小静脉显露，因此，选择血管时应沿着发际耐心寻找，仔细辨别毛细静脉的走行，必要时可用 75%乙醇棉签反复擦拭数次头皮静脉部位皮肤，刺激血管充盈扩张。

4. 脱水的小儿　按解剖位置用食指触摸静脉，绷紧头皮。局部皮肤上出现一条浅形的凹沟即血管，该部位血管进针感觉好，回血率高，易于穿刺成功。

5.头皮静脉选择技巧　护士在穿刺前必须保持冷静、沉着，要熟悉病儿的病情及头皮静脉的解剖位置。小儿常选用的头皮静脉有额正中静脉、额静脉、颞浅静脉、耳后静脉、枕后静脉及其属支等。其中颞浅静脉始于颅的顶部和侧面的静脉网，其外耳门前方，可摸到颞浅动脉的搏动，颞浅静脉细长浅直，不滑动，暴露明显，是头皮静脉输液的最佳部位。耳后静脉位于耳郭后方.较为固定，且较粗直，显露清楚，也是穿刺时优先选择的血管。

四、穿刺技巧

1.选择合适的光源　头皮静脉穿刺时，光线应充足，但应以不刺眼为度，以免过于耀眼的光线导致反光，造成血管选择困难，一般夜晚以 60 W 日光灯为宜.白天尽量选择在自然光线下穿刺。光源应从穿刺部位前方或左侧方向射入，避免直接照射穿刺点，造成反光，影响穿刺效果。

2.摆放合适的体位　让病儿取仰卧位或侧卧位，将枕头垫于肩背部，使头稍往后仰.充分显露穿刺部位，助手或家长位于穿刺者左侧，协助固定小儿躯干、四肢、头部，以避免病儿头部左右摇摆，身体上下扭动。操作者立于病儿头顶。为保证穿刺时手部力量的稳定，穿刺者可坐于高矮合适的凳子上进行穿刺。

3.选择好皮肤　消毒剂静脉输液穿刺消毒时，常选择聚维酮碘消毒、75%乙醇脱碘的方法。但头皮静脉穿刺时，只单纯选择乙醇消毒 2 遍的方法，这样有利于显示穿刺部位。因聚维酮碘消毒后遗留在皮肤上的色素影响血管的显露，而且 75%乙醇有一定的刺激血管扩张的作用。

4.选择良好的进针点　选择易于固定、针柄可架空的进针点，在血管最清晰处向后移 0.2～0.3 cm，让针尖在血管最清晰处刺入血管，同时要注意保护血管.为下次穿刺做好准备。

5.头皮静脉穿刺技巧　因小儿头皮静脉细小，对有一定穿刺难度的头皮静脉，可以采用“一压、二温、三穿刺、四回抽”的方法穿刺。

（1）一压　即用左手食指或中指在穿刺静脉的向心方向，离穿刺点 3～4 cm 处压住穿刺部位，拇指、食指相对推压数次，以充分显露血管，但松紧要适宜，过松时血管易随皮肤滑动，过紧时易压瘪血管，降低穿刺成功率。

（2）二温　即以 50℃左右的热毛巾对选定的穿刺部位进行局部热敷 3～5 分钟. 使血管充盈扩张。

（3）三穿刺　右手拇指、示指前后夹住针柄或拇指、示指上下夹住针柄，使针尖和皮肤呈 60° 角，迅速刺入皮肤，针尖刺入皮下后，将针梗放平，用几乎与皮肤平行的角度在皮下移行 0.2～0.3 cm 后刺入血管。

（4）四回抽　将头皮针与抽吸 0.9%氯化钠注射液的注射器相连接，在针尖斜面全部进入皮肤后，由助手将注射器活塞轻轻回抽. 使在进针过程中处于负压状态，有利于回血的观察。若为一人操作，则在进针前将针管反折后夹于持头皮针之手的小指和无名指之间，待针尖斜面全部进入皮肤后，再快速松开反折的输液管，使输液管在进针过程中处于负压状态。此进针手法适用于儿童，可缩短穿刺时间，减少不适。

6. 不同病人静脉穿刺技巧

（1）对血管粗而明显固定者，应以 20° 角正面或旁侧进针。对皮下脂肪少、静脉易活动者，要左手绷紧皮肤，固定血管，以 30° 角从血管右侧快速经皮刺入血管。此法易成功。

（2）脱水病人　由于组织间液量和血容量减少，病人皮肤弹性差，循环血量减少，血管充盈不良，可先采用热敷使血管扩张。穿刺时针尖从正面以 25° 角快速刺入皮肤，然后减少角度轻轻挑起皮肤，当针梗进入约 1 / 4 时，针梗稍向下倾斜，以降低角度，将针尖稍抬起，挑起静脉慢慢进针到位，这样使上、下血管壁分离。以免刺破血管。

(3)肥胖儿童穿刺时进针角度稍大一点，穿刺时应选择针头斜面短的头皮静脉针，针尖方向与血管平行，持针要稳，避免碰伤血管壁，这类病人血管管腔细、回血慢，为了使穿刺后易回血，可将调节器置于莫菲滴管下端，以距针头 60 cm 效果更佳。未见回血时，不要急于退针，可试着向后挤压头皮针管，使头皮针管内形成负压。若仍无回血，却感觉针尖在血管内，可松开调节器试滴，观察局部无肿胀，液体滴入顺畅即可固定。

(4)水肿病人皮下组织积水及静脉压增高，导致血液回流受阻或减少，表浅静脉不易看到或触及，因此应选择粗血管，沿着血管的行走，用手按压肿胀的组织，将水分暂时挤压到周围组织中，使血管暴露后，消毒皮肤 25° 角快速进针。

(5)新生儿病人因新生儿皮下脂肪少，皮肤柔嫩，所以新生儿的血管比婴幼儿的血管暴露得更清晰，而且弹性差，管腔小，分支多，交错成网状，血管易滑动而不易固定，因此对于一些暴露清晰的血管，以 10° 角进入皮肤，再挑起皮肤，沿血管方向以 5° 角进血管，有突破感或阻力消失感时再平行潜行 2～3 mm，操作时不可用力过猛，防止穿透血管。对于交错成网状的头皮静脉，以 3° ～5° 角进皮肤，随后挑起皮肤，沿血管方向缓慢以 1° ~2° 角进入血管，这种血管由于充盈度差、管腔小、压力低，所以回血不好，穿刺时针头阻力突然消失后，反折头皮针管回吸即可见回血或用 0.9%氯化钠注射液试推少许不见局部肿胀即可判定穿刺成功。

五、固定技巧

小儿头皮静脉相对其他部位虽较易固定，但往往由于病儿不配合，头部晃动较大。或哭闹导致汗多，造成胶布松动引起渗液，因此固定的好坏也是穿刺成功的关键。

1. 头皮固定法　行头皮静脉穿刺前应剃净穿刺点周围毛发，以利于固定。

固定时必须使针头顺血管方向，针柄位置略高于针尖。第 1 条胶布横贴于针柄处，避免松手后针柄转动方向而使针尖滑落或刺破血管。第 2 条胶布从针尾处向上交叉固定，不能让针柄架空。第 3 条胶布在针头前方加固固定，同时将头皮针管以小弧形盘在一侧，弧度要小，以不打死折为宜，弧度过大，易使小儿手指套入抓脱针头。第 4 条胶布将硅胶管固定在针头的旁侧、耳郭或颈后，防止其在针尾处摆动，摩擦挤压针头，致使针尖刺破血管发生渗液，同时可以避免因不小心碰触或被小儿拽出针头。如果小儿哭闹，满头大汗，应把汗液擦干。再贴胶布，以免胶布不黏。也可选用胶布将针头环形固定头部 1 周。

2. 耳郭固定法　耳郭因汗腺极小，出汗极少，即使炎热酷暑、病儿哭闹不安时，也难见出汗，且耳后无毛囊，皮脂腺分泌的油脂不能达到耳郭皮肤表面。因此，皮肤表面无皮脂以及由皮脂汗液共同形成的薄膜，胶布易固定。另外，头皮针塑料管弯曲固定于近侧耳郭，此种固定法根据力学原理，可使针头免受外力牵拉，不易脱出，并且此固定法可以使输液管置于病儿脑后或一侧，避免输液管在病儿面前晃动，减少病儿对输液的恐惧感。

3. 弹力网状绷带固定法　头皮针穿刺好后，将弹力网状绷带撑开，从病儿前囟区中心套入，网状绷带上端撑头顶及前额，下端撑下颌，两侧露耳郭，使头皮针穿刺部位于网状绷带固定范围内，调整位置至病儿舒适。对头颅较大病儿，也可将弹力网状绷带下端沿枕后固定，以减少病儿不舒适。

第三节 静脉留置针输液技巧

静脉留置针又称静脉套管针，已广泛应用于临床。它的主要优点在于：①静脉留置针具有管体柔软、管尖圆钝的特点，可随血管形状而弯曲，且留置针在血管内有一定的长度. 便于固定，不易脱出。②静脉留置针的套管对血管壁的刺激性小，能减少静脉炎和液体外渗的发生，有利于延长留管时间。③静脉留置针平均可以保留2～7日，不需要每日进行静脉穿刺，可有效保护血管。④静脉留置针放置等于保留着一条开放的静脉通路，对于随时需要静脉输液的危重病人来说，具有重要的意义。⑤有利于血浆等黏稠液体的输入。由于上述优点，静脉留置针在抢救病人时更安全可靠，也更适用于手术、昏迷、躁动及长期输液等病人。

一、用物准备技巧

（1）常规备好静脉输液用物及液体，另备5 ml注射器抽取0.9%氯化钠注射液连接留置针穿刺用，肝素帽，无菌手术薄膜1帖，2%聚维酮碘和75%乙醇。

（2）用聚维酮碘与75%乙醇消毒，消毒范围直径>8 cm，待消毒液干后方可穿刺。

二、静脉选择技巧

留置针输液宜选粗、直、柔软、富有弹性的血管，避免选用靠近神经、韧带、关节、硬化、受伤、感染及有静脉瓣的静脉。

（1）成人常规选择四肢浅静脉，如手背静脉和肘静脉；小儿一般首选头皮静脉，<3岁的病儿，如输液量多，输注时间长，宜选用耳后静脉、颞浅静脉或其额角分支及头部其他浅静脉。

（2）严重大面积烧伤，全身水肿，静脉穿刺困难的病人输液、输血可选择切痂术中痂下的静脉。

（3）晚期肿瘤病人可选择胸、腹壁浅静脉。

（4）对于输注20%甘露醇注射液和化疗药物的病人①应酌情选用浅静脉穿刺。②连续使用3日以上，套管针保留时间一般应≤3日。

三、留置针穿刺置管技巧

1.进针角度与速度　进针角度以15°～30°为宜，进针速度宜慢，且应直接刺入血管。

2. 送管时机及手法　进针后要及时观看回血（回血慢可稍作停顿），见有回血时降低穿刺角度，将留置针继续沿血管潜行 1～2 mm，右手固定针心，以针心为支撑，此时为送外套管的最佳时机，切忌见到回血立即送管，送管时固定针心的右手将针尾稍抬起，左手拇指与食指持外套管柄的上方左右两侧，沿针心将套管全部推入静脉，此方法送管减少了左手持外套管一侧贴皮肤送管时的阻力。

3. 退针心手　法套管送入血管后，松开压脉带，退针心。退针心脏按压套管尖端处，能明显减少血液外溢，优于按压穿刺点近心端血管。按压时使用左手拇指，因拇指较其他手指力度大，能有效阻断血液回流，按压的同时退出针心，连接静脉帽，待对口旋上后，方可松开左手，以双手旋紧静脉帽。

4. 其他操作技巧　对外周静脉充盈不佳的病人采取分次扎压脉带的方法，即系紧压脉带，用手轻轻按摩皮肤约 1 分钟，松开压脉带片刻，再扎压脉带，这种方法可以提高套管针穿刺成功率。在头皮静脉留置针操作中，用右手示指背侧面弹送外套管，优于左手反向推送外套管及右手示指掌侧面推送外套管。

5. 小儿静脉穿刺技巧　要固定好穿刺部位，掌握进针角度，不可<15°。进针速度不宜过快，防止针尖刺破静脉后壁。掌握送管时机及手法，针心固定不宜过低. 否则会增加送管阻力。

6. 婴幼儿头皮静脉穿刺技巧　选好穿刺部位后，按常规剃发，消毒皮肤，直径>8 cm。使用前应松动外套管（转动针心 15°），使套管前端与钢针衔接处的粘连轻微松解，以便送套管和拔针心顺利。进针点落在血管后 0.3～0.5 cm 处，以 10。左右角度刺入头皮后，即降低进针角度缓缓潜行，见回血即停止进针。

详细步骤：①右手固定针翼。②左手轻轻抽出针心 0.2 cm。③右手将套管与针心一起送入静脉后抽出全部针芯。④用透明敷贴进行固定。整个操作力求稳、轻、浅、准、慢，回血后不再进针，是因留置针较头皮针型号粗且锋利，而小儿血管较直的部分短，回血后如果再进少许易将血管刺破而致穿刺失败。

7.老年人静脉留置针穿刺技巧　老年病人由于生理因素及各种疾病因素的影响.周围血管弹性下降，脆性增加，充盈度下降，要根据具体情况选择合适的静脉及相应的留置针。一般选择 22～20 号留置针。在满足治疗需要的情况下，尽可能选择最短最细的导管，以减少导管对静脉壁产生的机械性刺激，增强固定的牢固程度，延长留置时间。一般在消毒静脉的上方以 15°～30° 角度进针为宜，见有回血.立即降低注射角度至 5°~15°，再沿血管平行向前推进约 0.2 cm，将针心退出约 0.5 cm，软管全部送入静脉，确认穿刺成功后，抽出全部针心。

四、固定技巧

1.一般使用无菌贴膜固定　贴膜时严禁其内有空气，无菌贴膜透气性差，使用 2～3 日后针眼处潮湿、发红，因此使用 2～3 日时应局部消毒后，更换贴膜；也可使用苯扎氯胺贴（创可贴）固定针眼，其余部分用胶布固定，用绷带将留置针包裹，使留置针不易拽出，病人亦有安全感。

2.小儿静脉留置针的固定技巧

（1）头皮静脉留置针的固定技巧病儿穿刺局部剃发要干净，且面积要大，用黏度大的胶布，反折延长管要不影响小儿睡眠，另外须用胶布加固插在肝素帽上的头皮针，防止小儿躁动时头皮针从肝素帽处滑脱。也可采用戴小帽固定，专人看守或适当约束小儿上肢。

（2）外周静脉留置针的固定技巧　由于婴幼儿好奇、好动的心理，且手部动作发育较好，故留置针容易被拔除，对病情轻者不采用手部留置针。对于留置足部者，采用环形包扎、外套袜子、适当分开双足等方法。

五、封管技巧

1.封管液配制

（1）肝素溶液配制　肝素原液 1.25 万 U 加入 0.9%氯化钠注射液 125~1250ml 中，即每 1 ml 含肝素 10～100U。

小儿肝素封原液剂量为 2 ml。各年龄组使用肝素盐水的浓度：新生儿为 0.5 U / ml，<3 岁为 1～5 U / ml，3～7 岁为 5 U / ml，8～14 岁为 5～12 U / ml，血液高凝状态 25U / ml。

（2）保养液配制枸橼酸钠 1.3 g，枸橼酸 0.4 g，葡萄糖 30 g，加蒸馏水至 100 ml。

(3)0.9%氯化钠注射液。

2.肝素帽封闭　输液结束后用注射器抽取封管液 3 ml，采取连续不间断、均匀缓慢、边推注边旋转式退出针头的方法封管，使留置针整个管腔内充满封管液。然后用无菌纱布覆盖，并记录时间。0.9%氯化钠注射液封管者 6～8 小时后.以同样方法注射 1 次；肝素封管者可保留 12 小时，再次输液时，用 2%聚维酮碘消毒肝素，接上液体，并记录时间。

3.特殊病人的封管要求

（1）心血管病人，特别是原发性高血压病人需要限制盐的摄入量，若用 0.9%氯化钠注射液 20 ml 每日封管 2 次，则每日的摄盐量将增加 0.36 g，故不适宜。可采用每 1 ml 含 10～100U 的肝素封管。

（2）血小板减少症、血友病，以及对肝素过敏的病人不宜使用肝素封管液，可选择 0.9%氯化钠注射液封管。

六、留置套管针护理技巧

1.穿刺部位的护理　每次在输液前，应仔细检查穿刺部位的皮肤及穿刺点有无感染、红肿及过敏现象。

2. 留置套管的护理　为了避免套管堵塞，每日输液前后应用2‰的肝素盐水冲洗套管。每次输液前先抽回血，再用0.9%氯化钠注射液冲洗导管。如无回血，冲洗有阻力时，应考虑导管堵塞，此时应拔出留置针，切忌用注射器将凝固的血块推入血管，以免造成栓塞。

3. 特殊护理　如果穿刺点在关节部位，嘱咐病人尽量伸展关节，避免关节长时间弯曲所造成的留置管在血管内打折，引起输液不畅。

4. 留置套管针的护理　避免活动过度，防止留置针渗液或凝血；勿使留置针处受压：预防留置针敷贴处进水。输液完毕，嘱病人缓慢活动穿刺侧肢体，以防血栓性静脉炎的发生。

七、临床应用中的问题及处理技巧

1. 穿刺失败影响穿刺成功率的因素及对策如下。

（1）心理因素的影响对策为加强心理护理。操作前，首先向病人说明使用静脉留置针的优越性、安全性、构造及特点、操作方法及注意事项，消除其心理上的恐惧感，积极配合护士，以提高穿刺成功率。同时，护士自身也要做到镇定自若，以增强病人的信任感，多与病人交谈，做一些卫生宣教工作及谈论病人感兴趣的话题，以分散病人的注意力。如为小儿，则根据病儿理解能力和词汇掌握的程度选择合适的语言，运用举止行为和表情进行情感沟通，做好病儿的心理护理。

（2）血管因素的影响对策为选择合适的血管及穿刺点。操作前要仔细观察，选择最佳静脉。根据治疗时限的长短，预先保护血管。从肢体远端开始，根据药物对血管刺激性的强弱，选择粗细合适的血管，选择的血管尽量避开关节处，选择易于穿刺、固定的部位，血管要平直、弹性好。

（3）留置针型号的影响对策为根据留置针的结构、型号，结合病人的血管情况、穿刺部位及实际需要等特点加以选择。

（4）操作技术不娴熟的影响对策为操作者应掌握正确的进针角度、速度和方向，对操作过程娴熟，不断提高穿刺技能和技巧。

2. 套管针脱落及局部渗漏

（1）套管针常见脱出原因　①穿刺后胶布固定不牢或病人躁动未固定稳妥，特别是病儿哭闹或睡眠中动作将套管针自行拔出。②选择血管弹性不良。③一些刺激性较强的药物刺激。④被褥和更换衣物时硬性摩擦所致。

（2）处理穿刺成功后用其特有的微薄而透明的贴膜固定。固定的局部应保持干燥，并应用大胶布将套管针的尾端向上盘起. 与不妨碍活动的部位一并固定。输液时应多巡视观察，控制好输液的速度：推注化疗药物时，一定要速度缓慢，边推注边观察套管针是否在血管内，防止药物外渗。若局部肿胀，应立即拔出留置针，重新更换部位穿刺，并局部进行冷敷等处理。

3. 阻塞

（1）主要原因　①输液结束后未及时推注肝素稀释抗凝液。②一组液体输完后未及时加入另一组液体或输液速度过慢，造成血液凝固而堵塞血管。③抗凝液的剂量不足、推注的速度过快，也会导致血液回流至套管末端，凝固堵塞血管。

（2）处理穿刺成功后，及时推注抗凝液，由肝素帽处缓慢注入。一旦发生留置针阻塞，应重新穿刺，不可强行挤压套管或加大输液压力，将凝固部分血液压回血管内，以防造成栓塞。

4. 静脉炎　按导致静脉炎的原因分为化学性、机械性、细菌性和血栓性静脉炎。静脉炎的常见症状是穿刺部位血管红肿热痛。触诊静脉时，感觉血管如绳索般硬、滚、滑、无弹性，严重者局部针眼处可挤出脓性分泌物，伴有发热等全身症状。

（1）预防措施

1）输液前认真评估病人全身及穿刺部位血管情况。避免在感染、瘢痕、皮肤色素沉着部位穿刺，排除病人易发生静脉炎的各种因素。

2）建立病人静脉使用档案掌握病人血管情况，做到心中有数。

3）合理选择输液工具根据病人疗程、病情和液体性质，在不影响治疗的情况下，尽量选用最短、最细的穿刺针，减少穿刺时造成的血管创伤。

4）减少对血管的机械性刺激和损伤①采用新法拔针：先拔出针头，再立即用棉球按压穿刺点（包括皮肤和血管 2 个穿刺点），这样减轻甚至除去了针刃对血管造成的机械性切割损伤。②按压的方法：以中指和食指沿血管走向按压，按压长度 3～4cm，一般输液按压 2～3 分钟。③输注抗肿瘤药、凝血机制障碍病人. 按压时间要延长。④静脉穿刺时针头在血管内尽量减少进针长度。

5）输注高酸碱度、高渗透压的液体时，应减慢输液速度，并给予足够的稀释：同时输注数种刺激性强的药物时，2 种药物中间应输入 0.9%氯化钠注射液间隔，以防止药物相互作用引起静脉炎。

（2）处理措施

1）一旦发现急性静脉炎时要立即拔出留置针。

2）了解所输液体的名称、性质，根据静脉炎分级标准评估急性静脉炎的原因、分类及严重程度。

3）根据静脉炎的原因及严重程度制定相应的治疗措施，谁发现、谁报告、谁处理。

4）局部处理①一般药物引起，使用 33%硫酸镁局部湿敷，活血化瘀中药湿敷，紫外线照射及理疗。②对血管活性药引起的静脉炎，可局部使用特异性解毒药、拮抗药局部封闭治疗。③对于化疗药所致的静脉炎，除以上处理外，拔针后可用 0.1%普鲁卡因皮下做环形封闭，并用氢化可的松湿敷至症状消除。④对已引起局部坏死的创面，应及时换药及抗感染、局部氧疗或高压氧等综合治疗。

八、避免错误操作

1. 进针角度错误　穿刺角度太小，套管与血管壁接触面积过大，易引起渗漏：若角度太大，则易刺破血管后壁而损伤血管，进针时应从血管正上方进针，直刺血管。如果将留置针从血管侧面进针，刺入皮下后再逐渐刺入血管，就会造成软管只有小部分送入静脉内，引起液体外渗，软管打折。

2. 退针心太急　退针心 0.2 cm 后再送套管，退针心应缓慢，针心退出过多、过快，套管内无支持，易造成送管打折。

3. 将套管完全送入血管内　不能将套管完全送入血管内，应留 0.5 cm 左右在皮肤外，防止因病人过度活动导致套管扭曲，或者套管断裂也便于取出。

4. 疏通针管不当　遇到针管堵塞时，忌用力推注 0.9%氯化钠注射液来疏通管道，否则会使血凝块进入血流引起栓塞。应取 1 支无菌注射器直接接在套管针上回抽，将血凝块吸出，以疏通针管。

第四节　静脉输血操作技巧

静脉输血法是将血液通过静脉输入体内的方法。其目的是：①补充血容量，增加心排血量，提高血压，促进循环。常用于急性大出血、休克病人。②纠正贫血，常用于因血液系统疾病而引起的严重贫血，以及为慢性疾病的病人增加血浆蛋白及携带氧的能力，改善全身状况。③供给各种凝血因子，改善凝血功能，有助于止血。④增加血红蛋白，维持机体胶体渗透压，减少组织渗出和水肿。⑤补充抗体，以增强机体抵抗力。⑥促进骨髓系统和单核吞噬细胞系统功能。

一、输血前准备技巧

（1）抽取交叉合血的血标本为全血标本，抽血时选用抗凝管收集血液，采血毕立即将血液和抗凝剂混匀，防止血液凝固。

（2）交叉合血标本管上详细、清楚地注明病人的病室、床号、姓名、住院号。

（3）取血时凭取血单与血库工作人员共同做好“三查”、“八对”。①“三查”：血液的有效期、血液的质量、输血袋是否完好。②“八对”：仔细核对病人病室床号、姓名、住院号、血型、血袋号、交叉配血试验结果、血液种类和血量。

（4）正常全血分为2层，上层为血浆，呈淡黄色半透明；下层为红细胞，呈均匀暗红色。两者界限清楚，且无血凝块，如血浆呈绛红色混浊或血浆表面有泡沫，血浆与红细胞交界面界限不清，有明显血凝块，说明血液可能变质，不能输用。

(5)取血护士与血库工作人员双方核对无误后方可在交叉配血试验单上签名，取回使用。

二、用物准备技巧

（1）用物准备齐全、符合实用、方便、防止污染的原则。

（2）输液针须选用比较粗的输液针进行穿刺，如7号、9号输液针或静脉套管针。

（3）准备1瓶（袋）0.9%氯化钠注射液50 ml，输血前后冲管用。

（4）输血器选用一次性单管输血器，或一次性单管带侧孔的输血器，减少感染机会。

（5）血液不能剧烈振荡，防止红细胞大量破坏；不能加温，防止血浆蛋白凝固变性而引起反应。

（6）血液中不能加入钙剂、酸性或碱性药品、葡萄糖等药物或高渗、低渗溶液.以防止血液凝固或溶解。

（7）除非紧急情况，从血库取出的温度较低的血液在室温中放置15～20分钟后待温度稍有回升后再输入。

（8）凡输2个以上不同供血者的血液时，两者不能直接混合输入，其间应输入少量0.9%氯化钠注射液，以免发生反应。

（9）如发现血液被污染或加压储血袋有漏血等，切勿使用。

（10）一次性输血器过滤滴管中的滴管如偏向一侧，可用手轻轻弹击滴管，使滴管位居正中。

三、选择血管技巧

（1）选择粗大、走向直的血管进行静脉输血。

（2）需要大量或快速输血时，采用中心静脉穿刺输血。

四、故障处理技巧

1.输血器过滤滴管中有小气泡双手握成杯状同时拍打输血器过滤滴管，其中的气泡可因震动破裂而消失。

2.其他故障处理方法　同静脉输液法的故障处理方法。

五、输血反应及防治技巧

1.溶血反应是输血中最严重的一种反应。由于病人血浆中凝集素与输入血内的红细胞中凝集原发生凝集反应，尔后凝集细胞又被吞噬细胞所吞噬而溶血，导致大量游离血红蛋白散布到血浆中，而使机体发生一系列反应。通常输入10～15 ml血后即可出现反应。

（1）原因①输入异型血：即供血者与受血者血型不符而造成血管内溶血。②输血前红细胞已变质溶解：如血液储存过久；血温过高或过低；输血时血液被加热或震荡过剧；血液内加入高渗或低渗溶液，或加入影响pH值变化的药物等因素，致使血液中红细胞大量破坏。③Rh因子所致溶血：此种类型较少发生。

（2）症状

1）开始阶段　由于红细胞凝集成团，阻塞部分小血管，从而引起四肢麻木、头胀痛、胸闷、腰背剧痛、恶心呕吐等。

2）中间阶段由于红细胞发生溶解，大量血红蛋白散布到血浆中，出现黄疸和血红蛋白尿（酱油色），同时伴有寒战、发热、呼吸困难、血压降低。

3）最后阶段　由于大量的血红蛋白从血浆进入肾小管，遇酸性物质而变成结晶体，临床出现急性肾衰竭症状，严重者可致死亡。

（3）防治技巧①认真做好血型鉴定、交叉配血试验及输血前的核对工作，避免发生差错；严格执行血液保存要求。②立即停止输血，给予氧气吸入，并通知医师。③立即皮下或肌内注射 0.1％肾上腺素 0.5～1 ml（紧急情况可静脉推注）。④静脉输入葡萄糖酐 40（低分子葡萄糖酐）或羟乙基淀粉（706 羧甲淀粉），以及地塞米松或氢化可的松，血压降低者静脉滴注多巴胺或间羟胺。⑤保护肾脏，为解除肾血管痉挛，可行双侧腰部封闭或肾区热敷。正确记录每小时尿量，测定尿血红蛋白，注意观察尿色。⑥密切观察病情，尤其血压、尿量。一旦出现尿少、尿闭者，按急性肾衰竭处理。

2. 发热反应

（1）原因①主要由致热原引起，当保养液或输血用具被致热原污染.输血后即可发生发热反应。病人原有疾病，输血后血液循环改善，导致病灶毒素扩散而发生发热反应。②多次输血后，病人血液中产生一种白细胞抗体和血小板抗体，这 2 种不完全抗体易引起发热反应。③快速输入低温的库存血。

（2）症状多发生在输血后 1～2 小时内病人有发冷或寒战，继而发热，体温可达 39℃以上，伴有头痛、恶心、呕吐等。

（3）防治方法①除去致热原，严格清洁和消毒采血、输血用具。②反应轻者减慢输血速度，严重者应立即停止输血。寒战时注意保暖，给热饮料，加盖被：高热时给予物理降温，也可用解热镇痛药如复方阿司匹林。反应严重者用肾上腺皮质激素，并严密观察病情。

3.过敏反应

（1）原因①病人为过敏体质，平时对某些物质易引起过敏，血液中的异体蛋白质与过敏机体的组织细胞（蛋白质）结合，形成完全抗原而致敏。②输入血液中含有致敏物质，如供血者在献血前用过可致敏的药物或食物。③多次输血产生过敏性抗体，当再次输血时，这种抗体和抗原相互作用而发生过敏反应。

（2）症状其表现轻重不一，轻者为皮肤瘙痒，局部或全身出现荨麻疹。重者可出现血管神经性水肿（多见于颜面，如眼睑、嘴唇高度水肿）、喉头水肿、支气管痉挛，严重者可发生过敏性休克。

（3）防治方法①为防止过敏反应的发生，可在输血前口服抗组胺类药预防。②不选用有过敏史的献血者。③献血者在采血前 4 小时内不宜吃富含高蛋白质和脂肪的食物，可饮糖水或仅食少量清淡饮食，以免血中含有致敏物质。④一旦发生过敏反应，应立即停止输血。根据医嘱皮下注射或静脉推注 1：1 000 肾上腺素 0.5～1 ml。⑤抗过敏治疗：可选用抗过敏药如苯海拉明、氯苯那敏（氯苯那敏）、氢化可的松和地塞米松等治疗。⑥有循环衰竭时用抗休克治疗。⑦喉头水肿伴有严重呼吸困难者，需行气管切开或气管内插管。

4.细菌污染反应

（1）原因　不遵守无菌操作规程的任何一环节，如由于保养液和输血器消毒不严、采血或输血全过程有细菌污染或血液保存不当等，都可造成血液被细菌污染。

（2）症状细菌性输血反应的程度，随细菌种类、毒性、输入量和受血者机体抵抗力不同而异。毒性小的细菌如输入量不多，病人可不发生反应或只发生发热反应；如输入的细菌量多、毒性大，即可突然发生寒战、高热、气促、发绀等，也可有恶心、呕吐等症状，或出现弥散性血管内凝血症（DIC）状或发生中毒性休克。

（3）防治方法①立即停止输血，通知医师，根据病情采取必要急救措施。并迅速检查原因，以供抢救措施之参考。②将未输完的库血和病人的血标本送化验室，做血培养和药物敏感试验（简称药敏试验）。③密切观察病情变化，定时测量体温、脉搏、呼吸和血压，以利早期发现休克的先兆。④抗休克和抗感染治疗。⑤高热者给予物理降温。⑥留置导尿管，并记录出入液量。

5.大量快速输血可能引起的并发症

（1）心脏负荷过重　心脏代偿功能减退的病人，如心脏病病人、老年或小儿输血量过多或速度过快，都可增加心脏负担，甚至引起心力衰竭。其临床表现，早期自觉胸部紧迫感，呼吸增快，静脉压增高，颈静脉怒张，脉搏增快，血压降低，以至出现发绀、肺水肿，须立即停止输血，并按肺水肿处理。

（2）出血倾向　导致出血的原因：①大量失血者在短时间内大量、快速输血，同时有大量的枸橼酸钠输入体内，以致枸橼酸钠来不及氧化.即与血液中的游离钙结合，使血钙降低，毛细血管张力减低，血管收缩功能不全。②库血中的血小板数量和活性均减低，凝血因子不足，可导致出血。其临床表现为皮肤出血。应及时进行有关检查，针对原因予以相应处理。大量输血时应间隔输入新鲜血 1 U，输血量〉1 000 ml 时，可加用 10%葡萄糖酸钙 10 ml 作静脉推注。

（3）枸橼酸中毒、低血钙、高血钾正常情况下枸橼酸钠在肝内很快代谢为碳酸氢钠，故缓慢输入不会引起中毒。但大量输入时，枸橼酸钠可与钙结合，导致血钙降低而抑制循环，出现脉压小、血压降低及低血钙所致的手足抽搐，所以每输 1 000 ml 血时，常规给予钙剂 1 g。预防发生高血钾。

（4）酸碱失衡需大量输血者常有休克及代谢性酸中毒，大量输血可加重酸血症，可考虑每输血 500 ml 输入 5%碳酸氢钠 35～70 ml。

（5）体温过低大量输入冷藏的库血，使病人体温迅速降低，而发生心室颤动（特别在低钙、高钾的情况下更易发生）。故大量输血前将库血在室温下放置片刻，使其自然升温，一般主张温度提高到 20 ℃左右再行输入。

（6）其他如空气栓塞、微血管栓塞、氨中毒等也应注意预防。远期观察是必要的，有因输血而传染乙型肝炎、疟疾等疾病。如发现症状，应及时报告医师进行治疗。因此必须对供血者进行严格的体检，不合格者不得供血。此外，患有丝虫病、黑热病、回归热、布鲁菌属病等也可通过输血传播，应引起注意。

六、输血完毕后处理技巧

（1）输血完毕后，空血袋装入原塑料袋中，再装入纸盒内，置 4℃冰箱内保存 24 小时，24 小时后病人无输血不良反应再放入黄色污物袋中集中处理。

（2）输血用物按医疗废物处理原则进行分类处理。

七、调节输血速度技巧

开始宜慢，15 滴 / ml，观察 15 分钟后若病人无不适，再根据病情调节滴速，一般成人 40～60 滴 / min，儿童根据年龄与病情调节适宜滴数，大量失血病人速度稍快，心脏病人速度宜慢，并注意观察病情变化。

第五节　静脉输液常见问题及处理技巧

静脉输液是临床常用的护理操作之一，静脉输液过程中存在的常见问题主要有：静脉穿刺失败、静脉穿刺血肿形成、输液反应、静脉炎、静脉输液渗出与局部组织坏死、静脉堵塞以及小儿、老年人、危重症病人输液过程所遇到的特殊问题。

一、静脉穿刺失败的原因

（一）一般病人静脉穿刺失败的原因

1.病人因素①病人输液前未排空膀胱，心理紧张，身体疲惫，病痛，对护理技术的担心。②天气寒冷时肢体未及时保暖而血管不充盈。③水肿病人输液侧肢体未抬高。④因病人失血、失液、不能进食等疾病因素导致血容量减少，静脉充盈度差等。

2. 环境因素　包括自然环境和社会环境。①自然环境：如病室光源不足。对护士判断静脉走向很受影响；病室温度、湿度不适宜，环境嘈杂，空气不对流，造成恶性刺激，使血管呈收缩状态。②社会环境：包括社会群体和病人群体，如社会群体的不尊敬对护士的工作状态有间接影响；病人群体中需要输液的病人多，每位病人都急于做治疗，而不断地催促护士，使护士产生急躁情绪，而影响穿刺成功率。

3. 护士操作因素

（1）护士个人工作状态不佳。

（2）操作者未能使细瘪的血管充盈。

（3）操作时未能固定好被穿刺肢体。

（4）操作方法不当　常见于如下情况。①左手拇指未绷直静脉：未能很好地固定静脉，特别是所选静脉易滑动，这时也易造成穿刺失败。②压脉带扎得太松或太紧：不能阻断静脉回流或完全阻断动脉，因而不能使静脉很好地充盈，穿刺时易失败。③扎压脉带处离穿刺点太近或太远：扎压脉带位置离穿刺点太远就不能很好地与左手拇指共同固定静脉；太近则不利于针头潜行，压脉带扎在穿刺点以上5~10 cm为宜。④进针角度不对：较粗直的静脉宜30°～40°大角度进针（有时角度可能更大），细小的静脉进针角度宜小，以15°~30°为宜，小儿头皮静脉进针角度更小，以10°～20°从静脉旁刺入皮肤。然后将针头放平沿静脉走向缓慢进针。见到回血后妥善固定。在进行小儿头皮静脉穿刺时由于小儿头部是椭圆体。并非平面，进针时角度不易掌握，有时进针角度可能是负角度，即针头向上翘，针尾向下压，这时如果未能感觉到进入静脉的落空感，针头已经进入血管，但因针头斜面向上紧贴血管壁而见不到回血. 容易使穿刺者误认为针头尚未进入血管而继续进针，最终穿破静脉壁而致穿刺失败。⑤进针速度过快：操作时进针速度太快，还未见到回血，针尖已刺穿血管下壁，退针时见到回血，致穿刺失败。⑥见回血后潜行过多：有时静脉穿刺已经见回血，但是由于操作者潜行时不慎或潜行过多导致穿破血管上壁，穿刺失败。

（二）几种特殊静脉穿刺失败的常见原因

1.静脉疾病病人行静脉造影穿刺失败的原因　静脉造影是诊断下肢静脉疾病最可靠、最准确的方法，它能准确地显示闭塞性血管病变的原因和性质。静脉顺行造影时在病变血管端行静脉穿刺的失败率高的主要原因如下。

（1）血管扩张，腔内压力降低浅静脉曲张病人可见浅表静脉扩张，扎压脉带后，静脉充盈良好，给穿刺者的印象是血管很好，穿刺没问题。但因静脉曲张使血管扩张，管腔内压力降低，针尖进入血管后不能自动回血，操作者不能及时判断穿刺是否成功，再进针时易穿破血管。

（2）血管弹性下降，脆性增高静脉疾病病人常有全身或局部性静脉壁缺损.造成静脉壁的强度减弱，使血管壁弹性下降，穿刺时易刺破血管壁而致失败：或穿刺成功后，推药时用力过猛，或用力不均时易致血管破裂。

（3）血流动力学的改变静脉疾病病人血管扩张，加上静脉瓣功能不全，防止血液反流的保护机制遭到破坏，大量血液从深静脉或浅端静脉反流，改变了血流动力学。在穿刺时，回血缓慢，如不及时做出正确判断就有可能导致穿刺失败。

（4）侧支循环部分栓塞静脉血栓可在深、浅静脉的任何一个部位形成。在选择穿刺点时，可能恰好选在栓塞血管远端穿刺，穿刺成功后，推药时针尖前一段静脉膨胀，回抽有少许回血；再推入造影剂时很困难，说明此段静脉不通，只能另行穿刺。

2.颈内静脉穿刺置管术失败的原因　近年来，穿刺置管越来越受青睐，深静脉穿刺置管基本上已代替了以往的大隐静脉切开插管。颈内静脉穿刺失败的常见原因如下。

（1）体位及方向不正确颈部屈曲易损伤颈总动脉；而颈部过伸易使颈内静脉塌陷而抽不到回血。

（2）持针不正确如以针尖斜面靠向血管进针，可导致进入血管腔能抽到回血。但置入导丝困难，再次回抽会抽不到血。

（3)进针过深通常操作者穿刺达到预定深度回抽不到血时会试探性继续进针，向外则易损伤胸膜顶、肺尖，向内则易损伤纵隔。

3.小儿静脉穿刺失败的原因　小儿静脉穿刺是儿科护士必须掌握的一项最基本的护理技术操作，熟练掌握穿刺技术及操作技巧，对临床儿科护理工作者来说十分重要。小儿静脉穿刺失败的原因如下。

（1）护理人员的因素包括心理因素和技术因素。①心理因素：如紧张、胆怯、情绪不稳定、心情急躁等，以年轻护士多见。②技术因素：可因护士业务水平欠佳，对小儿头皮静脉解剖位置掌握不准确，穿刺角度不正确，或深或浅，在未看清血管走向的情况下，盲目操作；静脉充盈不好，回血慢，而反复进针。

（2）病儿因素病儿对打针恐惧而出现哭闹、乱动、不合作：小儿肥胖.静脉血管隐匿，穿刺难以捕捉；小儿病情危重，休克或重度脱水等血管不充盈，影响穿刺的成功。

（3）家属因素家属对护理人员操作要求很高，期望值过高，有的家属甚至因为一针不成功就恶言相向，责备不休，无形中增加了护理人员的心理压力，而影响操作结果。

（4）环境因素如在夜间，光线不好，或强或暗，使护士判断头皮静脉的走向受到一定的影响。

二、静脉穿刺失败的不良影响

静脉穿刺失败的不良影响包括对病人、护士和医院的影响 3 个方面。

1. 静脉穿刺失败对病人的影响　给病人增加不必要的痛苦：病人对静脉穿刺产生紧张、恐惧心理；多次静脉穿刺失败使血管损坏，直接影响下次静脉穿刺质量；静脉穿刺失败而多次或反复穿刺，组织损伤加重，容易出现皮下淤血、穿刺点感染等。

2. 静脉穿刺失败对护士的影响　护士在操作中由于穿刺失败，面对病人和家属的埋怨和指责容易产生紧张、焦虑的心理，造成对进一步静脉穿刺缺乏信心。

3. 静脉穿刺失败对医院的影响　病人和家属期望值过高，总希望一针见血，面对护士的穿刺失败容易产生埋怨情绪，发牢骚，影响病人对护理质量和护理操作水平的满意度，并且很有可能成为引起医疗纠纷的导火线，同时也造成医院输液成本资源的浪费。

三、静脉穿刺失败的处理技巧

1. 一般静脉穿刺失败的处理技巧

（1）发现静脉穿刺失败时应立即拔出针头，并压迫止血。

（2）评估穿刺局部　如果出现皮下液体渗漏，应根据所输液体的性质及局部肿胀程度采取相应的应急处理措施。

（3）查找静脉穿刺失败的原因，根据失败的原因采取相应的措施。

（4）此类病人容易发生纠纷，应多与病人沟通，做好解释工作，以取得病人的理解或谅解。

（5）在取得病人的理解及同意后，更换注射部位再次为病人进行穿刺，或挑选穿刺技术水平较高的护理人员为其进行静脉穿刺。

（6）加强巡视对静脉穿刺难度大的输液病人，重点交接班，以确保输液顺利完成。

（7）分析静脉穿刺失败的原因，积累经验，提高静脉穿刺水平。

2.特殊病人静脉穿刺失败的处理技巧

（1）焦躁不安、不听劝阻的病人如酒精中毒、阿托品化、颅脑损伤等，本类病人病情往往比较重，又不听护士的劝阻。为了减少反复穿刺给病人带来的痛苦及增加不必要的护患矛盾，穿刺部位的选择与固定至关重要，一般应选择腕关节3cm以上处、肘窝2cm以下处的静脉。一般情况下不选择下肢静脉，迫不得已时，可以选择足背静脉及小腿静脉（因为下肢静脉血流缓慢，易导致血栓，且病人活动时不方便）。这些地方远离关节对病人活动影响不大。可按常规穿刺，针头部位固定好后，距离穿刺点5～10 cm再用一条胶布固定皮管，以防病人突然活动时针头被牵拉出来。另外输液皮管不要牵拉太紧，要给病人留下一定的活动范围。

（2）慢性病人需要长期输液者首先应考虑使用周围静脉留置针。但有的病人不愿意接受这一方法，就必须有计划地选用静脉。①选用原则：从远端到近端，一般从手背开始。②穿刺方法：腕关节以下的手背及手指静脉，穿刺时以不握拳时成功率高。因为握拳时，手背肌肉拉紧。骨骼隆突明显，增加了静脉的弯曲度及不平整性。不握拳则可避免这2个缺点。穿刺时，病人的手自然放松，护士左手绷紧病人皮肤，使静脉处于相对直线，左手拇指拉紧拉直所要穿刺的静脉，直接从静脉上方刺入，见回血后再稍进一点即可。作者随机调查300名病人，握拳者成功率为88%，不握拳者为97%，病人还普遍反映不握拳穿刺法痛值低。另外，有时为了提高静脉的利用率，在指掌关节附近的静脉，可以采用逆向穿刺的方法，便于固定，且不影响滴速。

（3）肥胖病人及静脉暴露不明显的病人要熟悉静脉的解剖结构，在扎上压脉带后.嘱病人反复握拳松手3～4次，或者拍打注射部位3～4次，还可以用大拇指按压静脉2～3次，一般静脉受刺激后血管扩张血液充盈即可明显暴露。如果暴露还是不明显，可用右手示指沿解剖部位触摸，静脉的感觉柔软且富有弹性，并呈条索状。触摸好后稍作痕迹，即可穿刺。对深而滑且看不清的静脉，可用左手食指与中指固定在静脉的上方，右手持针，沿静脉的上方进针，较易成功。

（4）对凹陷性水肿部位的静脉因无法感觉静脉的深浅度，穿刺前，可以不用扎压脉带，只要用手指挤压穿刺部位，使组织中的水分挤向周围，即可看见静脉，在凹陷部位恢复原状前即可进行消毒，在静脉上方直接穿刺，调节器的位置可放置高一些，以加快回血速度，增加穿刺的成功率。

（5）对于血液呈高凝状态的静脉如严重感染、败血症、慢性支气管炎、阻塞1肺气肿等病人，一定要选择好静脉、消毒皮肤后，再扎上压脉带，然后迅速穿刺，见回血后，立即打开输液调节器，再松压脉带。调节器的位置要放置低一些以减少回血量，减少血栓阻塞针头的机会，使输液通畅，不会延误治疗。而对于严重脱水病人的静脉，穿刺时可将头皮针直接连接于针筒，边抽回血边进针，以免刺破血管，导致穿刺失败。

3.静脉造影穿刺失败的处理技巧

(1)操作前，穿刺者应充分认识静脉疾病的特点包括静脉疾病形成的原因、机制、血管壁的损害及血流动力学的改变，提高穿刺成功率。

（2）了解病人血管状况在行静脉造影时，不要选曲张的浅静脉，曲张的静脉充盈虽好，但弹性低，血管腔扩大，血液回流不好，易致穿刺失败。可选血管充盈不是很好，但血管直、弹性好的浅静脉进行穿刺。

（3）及时总结穿刺失败的原因再次为病人穿刺时，注意体会针尖穿破静脉壁时的轻微突破感，稍停片刻，可见静脉血缓慢回流，证明针尖已穿入血管。此时不可再进针，而需固定针柄，即可推入造影剂。

（4）对于穿刺难度大的病人，可由2人操作，一人缓慢穿刺进针，另一人抽吸回血，一见回血，即刻停止进针，穿刺成功，进行造影。

（5）穿刺成功后一定要妥善固定，以防造影过程中出现针尖移动穿出血管外，而影响造影结果。

4.颈内静脉穿刺置管术失败的处理技巧

（1）操作前穿刺者应了解病人颈内静脉的血管状况。

（2）掌握正确的颈内静脉穿刺操作技术　以右侧颈内静脉穿刺后置管为例：病人仰卧，头偏向左侧并后仰，肩下垫一小枕，显露胸锁乳突肌，以该肌的锁骨头内缘与乳突连线为颈内静脉体表投影，作颈部中段或下段穿刺。进入皮下后保持负压，向同侧乳头方向进针 2～3 cm，回抽见静脉血后置入导丝，退出穿刺管针，然后送入 14~18 G 硅胶管，同时推出导丝，局部稍加压迫，缝合 2 针固定导管，并连接输液管。穿刺口小方纱布覆盖，每日消毒换药。

（3）及时总结穿刺失败的原因，根据失败原因采取相应的应急处理措施。如由于体位及方向不正确导致，可先用小针头穿刺探明方向，减少盲穿误伤程度。由持针不正确引起，在进针时应使套管针斜面背向血管，针管与皮肤以 30°～40°角进针，使回抽血顺利，且容易置入导丝。

5.小儿静脉穿刺失败的处理技巧

（1）操作前，穿刺者评估病儿穿刺难度，了解病儿是否肥胖儿，有无休克或重度脱水等导致血管不充盈的因素。

（2）穿刺者应保持良好的心理状态，避免不良情绪影响穿刺成功率。

（3）若 1 人穿刺失败 2 次，应诚恳地向家属解释，更换穿刺高手为病儿穿刺。

（4）对特别难穿刺的病儿，可采用静脉引路法先将 5 ml 注射器抽吸 0.9% 氯，化钠注射液，将头皮针与注射器相接，当针尖进入血管有落空感回抽有回血，则示穿刺成功。

（5）穿刺难度大又需长期穿刺的病儿，可用静脉留置针，保护好血管。

（6）肥胖及脱水、休克等末梢循环不好，刺难度大的病儿，可将病儿抱到治疗室，尽可能让家属回避，以免家长的不良情绪干扰护理人员的操作。

6.静脉穿刺失败的防范措施

（1）穿刺前评估　穿刺前认真评估病人全身及穿刺部位血管状况。避免在感染、瘢痕、皮肤色素沉着部位穿刺血管。

（2）建立病人静脉使用档案掌握病人血管情况，做到心中有数。

（3）做好穿刺前的准备输液前做好病人心理疏导，解除其紧张、怕疼痛的心理。嘱病人排空膀胱，帮助采取有利于穿刺的合适体位。

（4）充分显露穿刺血管对于水肿肢体先抬高，对因失血、失液、不能进食等疾病因素导致血容量减少，静脉充盈度差的病人采取保温措施，如使用暖水袋保温、输液前用温水洗手等，使病人处于适宜的环境温度中，以利于静脉血管的显露与充盈。

（5）环境准备病室应整洁、舒适，温度、湿度适宜。护士要调整好光线的明暗，为穿刺成功创造必要条件。譬如婴幼儿可以抱至光线明亮处进行静脉穿刺，穿刺成功进行妥善固定后再抱回病房。静脉输液病人较多时要合理安置病人，分清病情轻重缓急，做好解释工作，取得病人的理解。

（6）操作者心理调适准备护士操作前应着装整洁、精神饱满、情绪稳定，并根据病人血管的粗细等具体情况选择与其相适宜的针头，在保护血管的前提下选择有把握的血管进行穿刺。而绝不是挑到好血管就可以穿刺了，要有计划地使用血管。注意保护血管。

（7）加强护患沟通护理人员在做临床护理时，应多与病人沟通交流，拉近与病人之间的距离，增进护患关系，得到病人的谅解，提高病人的信任度，提高穿刺成功率。

第十六章　常用注射操作技巧

第一节 皮内注射操作技巧

皮内注射是一种将小量药液注入表皮与真皮之间的方法。常用于皮肤过敏试验（简称皮试）、预防接种、局部麻醉的先驱步骤。其注射的效果直接影响到药物的疗效和对结果的观察，在临床护理工作中，常常出现由于进针角度掌握不当而致进针过深，导致注入 0.1 ml 的药液后皮丘不明显，或由于进针角度过小.导致注入皮下的药液又流出来，不能达到皮肤试验和治疗的目的，既影响注射的效果和对结果的准确观察，又增加了病人的痛苦，因此把握好操作过程中的注射技巧，直接影响到皮内注射是否成功的关键，现将皮内注射操作技巧介绍如下。

一、用物准备技巧

皮内注射液配制时，准备 2 个注射用治疗盘，一个用于配皮试液用，配液盘内备 2～3 副 5 ml、1 ml 一次性注射器，以备在操作过程中污染时更换，注射器应选择质量好、活塞连接紧密、针头较长、较尖锐的注射器为佳，以保证配液成功及防止在抽液过程中气泡产生。配液盘内物品摆放位置符合无菌技术操作原则。另一治疗盘带至病人床前操作用，内铺一小块无菌巾，用于放置配好的皮试液.操作盘内消毒液只需备 75%乙醇即可。如为青霉素皮试则需备青霉素注射专用盘.盘内备青霉素抢救盒，盒内备地塞米松、肾上腺素、砂轮、纱布、棉签、2 ml 注射器。

二、皮试液配制及抽药技巧

（1）青霉素皮内注射液浓度可配制成 20~40 U/0.1 ml 或 10~20 U / 0.1 ml。

如配制成10～20 U / 0.1 ml 剂量皮试液，则需将1支80万U青霉素溶解在0.9%氯化钠注射液4 ml 中；而如果配制成40 U，0.1 ml，则只需将1支80万U青霉素溶解在0.9%氯化钠注射液2 ml 中即可，为减少配液过程中注射器活塞抽出过长易造成污染的危险，以选择溶解0.9%氯化钠注射液2 ml 为宜。用5 ml 注射器抽取0.9%氯化钠注射液2 ml，在整个抽取药液中保持倾斜且针尖向下不离开药液.直至抽吸到所需的剂量。抽取药液要缓慢，以减少形成小气泡的机会。通常在抽液过程中.一次性注射器内表面总会附着有小量微气泡，为防止影响剂量的准确性，抽液时可在注射器乳头部多抽吸约0.1 ml 小气柱。这样将0.9%氯化钠注射液2 ml 注入青霉素瓶内时，正好抵消注射器乳头处的容积.使溶解的剂量更精确。

（2）将2 ml 注射器抽吸的0.9%氯化钠注射液注入青霉素瓶内时，由于青霉素瓶内本身有一定的真空压力，可将注射器活塞自动推出，将瓶内压力释放，使之与瓶外压力相等。为保证用1 ml 注射器抽液时注射器乳头部位不产生气泡，可采用“保留少量气压”的方法，即将2 ml 注射器抽吸的0.9%氯化钠注射液注入青霉素瓶内时，用手指轻抵活塞末端，使活塞不能自动退回，在手指的控制下.使瓶内压力释放一部分，但不完全释放，立即将注射器拔出，使青霉素瓶内仍保持一定的负压。将瓶内注射液充分摇匀后，倒转青霉素小瓶，使瓶塞朝下，将1 ml 注射器针栓处拧紧，针头朝上.垂直刺入青霉素瓶中，由于瓶内仍有少量的真空压力，可将1 ml 注射器活塞自动吸回，在手指的控制下当注射器内药液达到0.1 ml 时，将针尖从瓶中拔出，可避免由于抽吸活塞，导致1 ml 注射器内小气泡的产生，而影响皮试液剂量的准确性。

三、排尽注射器内空气技巧

（1）原液0.1 ml 抽吸好后，抽0.9%氯化钠注射液0.9 ml 使剂量达1 ml。1 ml 药液抽好后，使注射器针尖朝下，注射器保持45° ~50° 的倾斜角度，右手持注射器。左手轻抽注射器活塞，使注射器乳头部形成一个约 0.06 ml 大小的半圆形气泡。吸附在注射器内壁表面，其容积不足注射器内径（1 ml 注射器内径约 0.5 mm）的 1/2，这样小气泡在注射器内形成一个斜坡，在注射器内跑动的速度最快. 可克服因气泡太小，来回滑动时气泡跑不动，起不到充分混匀药液的作用，以及因气泡太大，易吸附于注射器内壁的弊端。

（2）注射器内小气泡来回滑动 2 次即可，每次滑动时以小气泡接近乳头部位但不达到乳头部、接近活塞的末端但不达到活塞末端为度，这样可保证小气泡不会破裂。最后 1 次滑动后，可将注射器慢慢由倾斜变为注射器针尖垂直朝上，使注射器内小气泡聚集在乳头口，然后迅速倒转针头将小气泡排出注射器，由于压力的作用，小气泡可完整被排出，而不会遗留于注射器内。

四、注射部位选择技巧

注射部位一般选择在前臂掌侧下段。有实验表明，皮肤越薄，所得皮丘直径越大。原因为皮肤较薄，注射后，局部张力较小的缘故。另外，皮肤薄厚的差异主要在真皮层，推测在表皮层和真皮浅层，其血液供应也必然不如真皮层较厚处丰富，注射后被吸收的量也应少于真皮层较厚处，所以皮肤较薄处皮丘大于皮肤稍厚处。腕中横纹上 4～5 cm 处正中皮肤最薄，可以 0.1 ml 的皮试液获取较标准的皮丘，且易于观察。

五、进针技巧

1. 新生儿皮内注射进针技巧

（1）因新生儿皮肤覆盖脂肪，皮肤很滑，不易绷紧皮肤，且新生儿皮肤很嫩，角质层薄。左手拇指与食指捏起一块皮折，指间的距离大约 1.5 cm，右手进针时选择皮折的最高处，进针的方向比较偏向于皮折的长轴，既便于左手拇指固定针栓. 又防止注射失败时针头刺伤自己。

（2）进针角度尽量小。因选择捏起的皮折后，进针角度好掌握。传统方法绷紧皮肤后进针因注射者自身右手的原因，角度不容易掌握。

（3）针尖斜面进入皮内后，其余操作同传统操作。

2.横刺进针法　左手绷紧病人前臂掌侧皮肤，右手持注射器，使针头斜面向上.在腕横纹近侧3横指正中，针头与前臂掌侧方向呈90°，平行刺入皮内，左手拇指固定针栓，注入药液。因进针方向与皮纹平行，药液会顺着皮纹方向流入皮内，注射药液时无阻力，可减轻疼痛。

3.按压法　按压皮内注射法过程与传统皮内注射法相同。只是在左手拇指固定针栓时轻按注射器针栓部位，使针头与针筒紧密贴合皮肤，左手另外4指托住手臂.使注射部位和周围组织产生一定的压迫感，同时用右手推动活塞柄进行注射。

4.针尖斜面向下皮内注射法　针尖斜面向上可使针尖的斜面与皮肤产生切力。针尖斜面的边缘容易划伤真皮内的感觉神经末梢，增加疼痛反应，且针尖斜面与针梗形成明显的角度，当针尖刺入皮肤时，明显增加了阻力，因此穿刺时刺激强度增强，作用时间延长，病人的疼痛反应也会随之增加。而针尖斜面向下皮内注射法是将针尖斜面向下，针梗与皮肤呈5°进针，同常规方法注射，至皮肤发白、毛孔显露，20分钟后观察结果。本方法避免了真皮与针尖的边缘直接摩擦，避开了针尖斜面与针梗形成的角度所产生的阻力，缩短了刺入皮肤的时间，减轻了刺激强度，疼痛反应明显减轻。

5.增加进针角度的皮内注射法　左手绷紧皮肤，右手持针，进针角度为30°～40°，针尖斜面进入皮肤0.4㎜再平行进针，直至覆盖针尖斜面。其优点如下。①增加注射的成功率：由于表层皮肤致密，5°~15°进针，进针阻力大，稍用力又可导致进针过深，皮丘不明显。改变进针角度后，则可减小进针阻力，增加注射的成功率。②减轻组织的损伤：由于进针角度增加时，对表层皮肤的损伤相对减少。③减轻病人的疼痛：由于痛觉神经在表皮分布较广，较敏感，增加进针角度可减轻病人的疼痛。

6.环形按压法　常规消毒后.嘱病人用一只手握住另一只手的前臂，离针刺的地方2 cm处，并用拇指用力按压，同时按皮内注射法持针刺入皮内。待药液注入，局部皮损形成直径约0.5 cm，拔出针头后，方可将按压之手松开。本方法是对痛觉神经传导的瞬间阻断，不损伤神经，使机体对疼痛刺激产生的感觉和反应均受到抑制。产生无痛效果。

六、形成皮丘技巧

（1）将配制好皮试液的注射器内空气排尽，左手绷紧皮肤，右手持注射器，针尖斜面向上，与皮肤几乎平行地刺入皮内，待针头斜面全部进入皮内后，左手用拇指固定针栓，右手推注药液0.1 ml，局部见半球形隆起，使其成直径≤0.5 cm的皮丘。注射毕，迅速拔出针头，15～20分钟后观察结果。

（2）左手固定皮肤（绷紧或不绷紧均可），右手持注射器，针尖斜面向上放于注射部位，抬起注射器尾部，使针头与注射部位呈10度～30°进针，先刺入针尖斜面的一半，然后放平注射器，将斜面全部刺入，松开左手，固定针栓推注药液0.1 ml，使局部隆起一半圆形皮丘，随后拔针。

（3）将左手掌面向上平放于病人前臂下端的背侧，示指与中指、指环、小指分开，分别置于前臂下端的桡侧或尺侧，中指、环指、小指并拢呈弧形，示指略向掌心弯曲.分别将各自靠近的一侧皮肤向前臂背侧绷紧，同时左拇指固定下端掌侧皮肤向远端绷紧，其内形成一个三角形的间隙。针尖可从此间隙进入。此时左、右、下3侧皮肤均绷紧，进针时又无拇指衬垫，针头几乎与皮肤平行，这样进针深度比较准确。本方法对消瘦、皮肤松弛者效果更佳。

（4）将左手放在病人前臂外侧面，用拇指、大鱼际肌和其余4指一起从前臂两侧绷紧皮肤进行注射，当针头斜面进入皮内后，左手拇指松开，并固定针头，右手进行注射。由于是从前臂两侧绷紧皮肤，因而有以下优点：①不易造成注射部位的污染。②注射方便，不影响操作。③皮肤绷紧彻底，易于注射，减轻病人的痛苦。④固定针头方便，只需活动一下拇指即可达到准确的固定效果。

七、观察皮丘技巧

1. 穿刺成功表现注入药液 0.1 ml，局部可见半球形隆起（皮丘），皮肤变白、毛孔变大，皮丘边缘与周围皮肤分界清楚，且推药时有阻力感。针尖斜面进入表皮与真皮之间，真皮由致密结缔组织组成，药液不易向周围组织扩散，而向表皮突出，皮丘清晰，皮试结果更准确。

2. 穿刺失败表现穿刺过深，针头进入皮下组织，皮下组织由疏松结缔组织和脂肪组织组成，注入药液 0.1 ml，药液迅速向周围组织扩散，使皮丘隆起不明显。非半球形，且皮丘基底较宽，影响皮试结果的观察。

第二节　皮下注射技巧

皮下注射是将少量药物注入皮下组织，经皮下小血管吸收药物，经血液循环送达靶器官发挥作用的一种注射方法。常用于不宜经口服给药，或要求较口服给药产生作用迅速而又较肌内或静脉注射吸收为慢的情况，如预防接种或胰岛素、肾上腺素、阿托品等药物注射。

人体皮肤表层有丰富的神经末梢，对疼痛最敏感。在临床工作中，皮下注射时常因进针深浅度、进针角度把握不准确，或因注射方法不正确造成病人疼痛、血肿、硬结等不良反应发生。护士在操作过程中既要保证药液剂量注入准确、避免药液浪费，同时又应减轻病人痛苦。现将皮下注射的技巧阐述如下。

一、用物准备技巧

注射器和针头的选择一般以注射药液的剂量而定。①药液〈1 ml 时，选择 1 ml 注射器和 4.5 号针头，以避免药液残留于注射器中造成注射剂量不准确。

②药液剂量〉1 ml 时，一般选用 2 ml 注射器和 5.5 号或 6 号针头，注射器和针头应与注射药液相匹配。

二、药液抽取技巧

1.<1 ml 药液抽吸法有些药物价格昂贵，剂量极小，如<1 ml，又没有与之相匹配的注射器。普通 1 ml 注射器的乳头容积是 0.08 ml，按常规方法注射，总会有 0.08 ml 左右的药物残留在注射器乳头中.导致药物剂量不足，并给病人造成一定的经济损失，为避免上述情况，可选用“留气注射法”。

具体操作方法为：在整个抽取药液过程中保持注射器倾斜，且针尖斜面向下，使针尖不离开药液，这时注射器顶端有一约 0.08 ml 的气柱，跟随药液进入注射器，并浮于药液之上，直至全部吸完。抽取药液要缓慢，以免抽液过快，使药液形成泡沫。注射时，仍然保持注射器针尖向下，无须排气。当病人直立时，注射部位选择三角肌下缘，从肌肉上方由上向下穿刺后注射。药液注完时，0.08 ml 残余空气充满注射器乳头，不会进入皮下，而注射器中也无药液残留。

2.1 ml 药液抽吸法也可采用留气注射法，注射器内留有少量空气，针头朝下，利用空气的漂浮原理，将注射器内空气弹至注射液液面上方，以注射器乳头部对侧上方为宜。但值得注意的是注射器内的预留空气量以能逼出全部药液及在皮内形成小气栓为宜，气栓不应>0.1 ml，气栓过大会引起皮下气肿，反而会影响药物的吸收，临床操作需反复练习达熟练程度方可采用本法。

三、注射部位选择技巧

皮下注射常选用的部位有上臂三角肌外缘，其次为上臂外侧、后背部皮下、脐周腹部、大腿外侧、臀部。

1.上臂　三角肌病人取坐位或卧位，将上臂三角肌按额状轴和矢状轴平均分为 4 份.取上内 1/4 偏中位为注射部位，针头与皮肤呈 45° 刺入 2/3。此方法避开了尺神经、桡神经、腋神经，且感觉神经末梢分布较少，疼痛较轻，不影响上臂活动。另外，注射部位肌肉层较厚，血管丰富，针头刺入 2／3 使药物注入皮下深层，有利于药物吸收，并减少肌肉刺激症状的发生。

2. 腹部　肥胖病人因脂肪过厚：消瘦病人皮肤松弛、弹性差，造成进针困难，易致疼痛。对于这类病人，可选择腹部皮下注射，因其面积大，温度恒定，药物吸收快，不受运动的影响，便于操作，也特别适用于需卧床休息的病人。

四、进针技巧

皮肤分为表皮层和真皮层，表皮层厚约 0.26 ㎜，真皮层厚 0.5～2 ㎜，其中痛觉神经主要分布在真皮内。实践证明，皮下注射进针时皮肤固定的方法、进针角度的大小、针尖进入皮下的长度与药物的吸收及病人的疼痛反应有很大的相关性。

1. 皮肤固定技巧　常规皮下注射时，仅绷紧注射处皮下组织，而并不提起皮下组织，这种注射方法易导致注入过浅，疼痛增加或因力度把握不准，注射过深达肌层。为了更准确地将药液注入皮下组织，固定皮肤时，左手拇指和食指应提起注射部位的皮肤和皮下组织，使药物通过提起的皮肤注入皮下组织，特别是在后背部、大腿前外侧、上臂外侧、臀部行皮下注射时，不提起皮下组织，注入过浅，可因皮内感觉神经受压，疼痛明显；注入稍深.易注入肌肉层，如皮下注射胰岛素，若注入肌肉层，吸收速度明显增快，若未及时进食，易发生低血糖反应。因此注射时常选用此法，瘦弱者也可用提起皮下组织的方法进行注射。

2. 进针角度技巧　临床常用的 2 种进针法有斜刺进针法、垂直进针法。2 种方法均能使药物注入皮下组织而未深达肌肉层，均符合皮下注射的要求。

（1）斜刺进针法（斜刺法）左手绷紧皮肤，右手持注射器，示指固定针栓，针刺角度根据皮下组织厚度而定，一般针尖与皮肤呈 30。进针，进针深度为针尖和针梗长度的 2／3。斜刺法用力支点在肘部，为整个前臂用力，针尖刺入皮肤的冲击力小，进针速度较慢，且由于斜面进针，针尖与组织接触面积加大.增加了针尖对组织的切割与撕拉，从而加大了组织损伤程度，使病人疼痛加重。

（2）垂直进针法（垂直法）病人上臂与躯干平行.操作者左手拇指、食指提起注射部位的皮肤和皮下组织，右手持注射器如握笔姿势，示指固定针栓。呈 90°，刺入针梗的 2 / 3。使药物通过提起的皮肤注入皮下组织，放松提起的皮肤及皮下组织。防止药物自针刺处溢出。垂直进针法用力支点在腕部，为手腕部用力，针尖刺入皮肤的冲击力大，进针速度较快，降低了进针的难度，且垂直进针时，针头刺入组织内长度少，与组织接触面积相应减少，对组织损伤程度也相应降低，病人疼痛程度减轻。

五、注射技巧

1. 较大剂量药液的注射技巧　对剂量稍大的药液做皮下注射时，进针深度约为针梗的 3 / 4，抽吸无回血，一边缓慢推注，一边退针（边退边抽回血，无回血时方可注射药物），退到针梗的 1 / 2 处，直到注射完毕。本法可使药液弥散在皮下组织内，增加吸收面积，减轻局部的张力而减轻胀痛，减少硬结的产生。

2. 小剂量药液的注射技巧　价格昂贵的小剂量药液做皮下注射时，为保证药液剂量的准确性，避免浪费，用 1 ml 注射器，注射器内留 0.1 ml 的空气，气泡留在药液的末端。在推完药液后 0.1 ml 气泡随着推注留在注射器乳头部和针梗内.不会进入皮下组织。

3. 注射速度技巧　注射速度主要看病人对痛觉的反应，传统采用的“二快一慢”，即进针快、推药慢、拔针快，目的是减轻病人的疼痛，有利于药物的吸收，但推药速度过慢，针尖长时间留在皮下组织内，加之药物的刺激作用，反而导致局部痉挛、疼痛。注射速度的把握还要掌握好不同药物推注时间与疼痛的关系，胰岛素类推药速度一般宜 30 秒，而低分子量肝素类一般以 45 秒为宜，这与药物的浓度、性质、吸收时间有关，只有掌握好推药的速度，才能既做到减轻疼痛，又可以节约时间。

4. 按压时间技巧　拔针后按压时间，没有明确规定，应尽量延长按压时间，如按压时间过短，易引起皮下出血，但不同的药物注射按压时间不相同，特别是抗凝血药，应适当延长按压时间，一般不少于 3 分钟，因为凝血过程是一个复杂的生理过程，需要一定时间完成，正常凝血时间为 3～5 分钟，因而对于有凝血功能障碍的病人应适当延长按压时间。

六、几种特殊注射方法技巧

1. 采用肌内注射的持针方法　即用左手拇指和食指分开皮肤，右手持针，如握毛笔手法，以中指固定针栓。进针方法改为：依靠手腕下垂的力量，从注射部位外侧向内侧方向快速进针，刺入针梗的 2 / 3，和肌内注射略同，所不同的是进针的角度和深度。最好选用 4.5～5.5 号针头控制深度，进针角度为 30°～40°，以达到皮下注射的部位。

2. 腹壁皮下注射法　对于衰竭消瘦或肥胖病人，采用提捏法可使皮肤绷紧，使之凸起，较为固定，易于进针，病人无疼痛感，且操作简单、安全。左手拇指与食指分别相距 5cm 固定按压皮肤，然后两指并拢，并最大限度捏紧，使中间皮肤凸起，形成皱褶，在皮折最高点垂直进针，深度以针头进入皮折下为宜，进针 2 / 3，抽血无回血，慢慢推注药物。注射完毕后拔针，用棉签压迫 1～3 分钟，力度以进针处皮肤下陷 1 cm 为宜。

3. 用电脑输液泵自动皮下注液法　烧伤、整形手术中，为获取较大、较薄的皮片，减少创面出血，可采用电脑输液泵进行自动皮下注射。将已配制好的皮下水肿液加入电脑输液泵中，连接输液管与输液泵，流量调整为 1 000 ml / h，用 9 号或 10 号穿刺针于取皮部位行皮下穿刺，启动输液泵，可见皮下组织缓慢水肿. 当液体压力达到报警阈值时，变换穿刺部位，重新启动输液泵。也可持续按压冲洗键进行输注。

第三节 肌内注射操作技巧

肌内注射是将少量药液注入肌肉组织内的方法。人体肌肉中分布着丰富的毛细血管网，毛细血管壁是多孔的类脂质膜，药物透过的速度较透过其他生物膜为快，因此自肌内注射的药物通过毛细血管壁到达血液内，吸收较完全且迅速。肌内注射虽然是临床常用的注射方法之一，但临床工作中常因肌内注射时注射部位选择与定位不当或进针深浅度等方面存在一定的问题，造成病人不必要的痛苦，甚至导致医疗纠纷。如能在用物准备、配液、消毒、注射时掌握一定的方法与技巧，定将降低病人的疼痛与不适，并且能有效防止坐骨神经和腓总神经的损伤，降低操作风险率。

一、用物准备技巧

用物准备应根据药液的性质来选择。药液剂量〈1 ml 时，如肌内注射疫苗，应选择 1 ml 注射器.使得注射的剂量更为精确；药液在 2~5 ml，应选择 5 ml 注射器.针头选择 5.5 号或 6 号针头。注射器针尖应选择无钩、无毛刺、针尖尖锐，针挺直，针梗与针栓连接处无松动。尽量不选择 10 ml 注射器，因其活塞长，肌内注射时，不便于手部力量的控制，易导致疼痛的发生。如注射用药为油剂或混悬液，需备较粗、较长的 7 号针头，以便注射时刺入肌内的深度更深，有利于药物的扩散及吸收，防止疼痛的发生。

二、病人准备技巧

肌内注射时，护士应消除病人对注射的恐惧心理，以良好的服务态度接待病人，做好解释工作，使之处于一种安全、平静的心理状态下接受肌内注射，注射应选择在安静、舒适、能保护病人隐私的环境中进行，病人卧于病床上或坐于椅子上。有利于注射时缓解局部肌肉紧张，能有效防止注射时疼痛的发生。

三、注射操作技巧

1.注射部位选择技巧

(1)肌内注射常选用的部位注射部位的选择是无痛肌内注射的关键，常选用臀大肌、臀中肌、臀小肌、股外侧肌、上臂三角肌。在所有的注射部位中以臀中肌、臀小肌注射部位较理想，因此处血管、神经较少，脂肪组织较薄，肌肉较丰富，在此注射能有效防止注射时血肿的发生。

(2)新生儿肌内注射部位的选择新生儿常用肌内注射区肌肉的厚度依次为臀大肌〉股四头肌〉小腿三头肌〉三角肌。根据血管神经分布情况，肌内注射区应该是臀大肌外上 1，4 区、股四头肌中区、小腿三头肌内侧和外侧部、三角肌前上区和后上区上部。但临床上新生儿臀区范围较小，注射部位接近坐骨神经，进针稍有不慎，神经损伤的机会较多。同时新生儿臀大肌发育不健全，肌肉薄弱，不易暴露，也不利于药物的吸收。加上皮下脂肪较厚，也是尿布浸泡部位，易感染.若选择此处作为常规注射部位，针眼出血不易被发现，且易给病人带来局部感染、淤血、硬结形成等病理改变。股外侧肌中区肌层厚而筋膜较薄，无大血管神经走行，注射部位显露清楚，是最理想的注射部位。另外，小腿三头肌肌腹发达，血液供应丰富，有利于药物注射后的吸收，特别是对由于腰、背部损伤或术后采取俯卧位的病儿，在此处做肌内注射比较方便，从理论上讲，若无临床禁忌。该部位应作为肌内注射的备选区。

2.肌内注射定位技巧

(1) 臀大肌肌内注射的定位方法有 2 种。①十字法：从臀裂的顶点向左或向右划一水平线，然后从髂嵴最高点划一垂直线，这样一侧臀部被划分为 4 个象限.其外上象限为注射部位，注意应避开内角。②联线法：取髂前上棘与尾骨连线的外上 1 / 3 处为注射部位。

(2) 股外侧肌肌内注射的定位方法于髂嵴上取一点，即髂嵴点，此点于髂前上棘外侧 3～5 cm 处，髂嵴点与髌骨上缘中点的连线即为肌肉注射的前界；股骨大转子与股骨外上髁的连线为后界，将髂前上棘至股骨外上髁连线分为 3 等分。其中上 1／3 交界处为上界，中下 1／3 处为下界，上界相当于髂前上棘下 13～15 cm 处，此方框范围即为股外侧肌内注射的安全区，即相当于股外侧中段部位。局部范围较大，(7～10) cm×(15～17)cm 大小，适宜较长期的肌肉注射。

3.肌内注射进针深度技巧肌内注射时进针深度及针刺方向对降低病人的疼痛程度及影响药物的吸收有一定的关系。

（1）臀大肌外上区皮肤及皮下组织厚度为（0.76~0.23）cm，肌肉厚度为（1.40±0.30）cm，新生儿肌内注射进针约 1.5 cm，即能保证完全达到肌层，注射时针头与皮肤垂直，针头应避免指向内下方。

（2）股外侧肌皮肤及皮下组织的厚度为（0.55±0.08）cm，肌肉厚度 1.00。1.67 cm，新生儿肌内注射时进针约 1.2 cm，即能保证完全达到肌层，注射时针头与皮肤垂直指向股骨方向。或与皮肤呈 45° 进针为宜。

（3）小腿后侧上半部分为 3 区，此范围的上界为腋窝中点平面以下 2 cm 处，下界为小腿中分平面以上。①内侧区为注射的安全区：该区皮肤、皮下组织及肌肉厚度深达（1.293+0.21）cm，无血管及神经干走行。②小腿后部上份外侧为相对安全区：此区软组织较厚，浅层有少量腓肠外侧皮神经的细支，深层亦无大血管及神经干。③注射的危险区：小腿后部上 1／3 中线处约 1.5 cm 的范围，浅层有小隐静脉，腓肠肌内侧有皮神经，深层有胫后血管神经束。

关于注射的深度，由于安全注射区的皮下组织及肌肉厚度为（1.293+0.21）cm，而新生儿用注射器针头长仅 1.2 cm，故 1 临床注射针头刺入 1 cm 时能完全到达肌肉。

4.进针技巧

（1）皮肤绷紧技巧肌内注射时，在消毒液涂擦后，局部组织已达到紧张状态，下列操作可减轻局部刺激，避免组织产生剧烈收缩，而达到无痛感。①进针时要等待消毒液干后才能进针，防止消毒液随针进入体内引起疼痛。②避免用粗暴法进针，应左手拇指、食指错开并绷紧局部皮肤，右手持针筒第 1 次只有腕关节碰到注射区旁边，病人认为是进针，局部肌肉立即收缩，待确定未进针后局部肌肉马上放松，与此同时第 2 次使针尖和腕关节同时碰到注射区，并将针头垂直、迅速刺入，腕关节的力量稍大些，此时病人基本无疼痛感。

（2）拇指按压进针技巧首先将拇指用聚维酮碘消毒，待消毒液干后用该拇指按压注射部位 10 秒后迅速进针，进针与拔针要快，注射药液的速度要慢而均匀。本方法抑制了痛觉神经元信号的传入，使痛感反应降低。

5. 推注药物技巧　要减轻由于注药时周围组织产生的压力和刺激，推药方法要根据药物的性质及注射量而决定。①对刺激性大的药物，可缓慢且均匀推药，并作深部肌内注射。②如药量多可一边推药一边缓慢退针，但要保持肌内注射深度，以便使药液分散，减少局部张力，减轻疼痛。③同时注射多种药液时，应先注射刺激性较弱的药液，然后注射刺激性较强的药液。

6. 拔针技巧拔针时要顺着进针方向，轻快拔出，棉签按压力度要与拔针力度相等。这样拔针时病人无拔针的感觉。避免用力不均、方向不同等引起的组织收缩与针头产生摩擦，导致拔针后疼痛。

7. 特殊病人肌内注射技巧

（1）水肿病人选用 7 号针头，抽吸药液，排净空气，消毒注射部位皮肤及左手食指和中指，用此 2 指将注射部位的皮肤及皮下水肿液推向一侧，快速进针，注射毕，按压 3 分钟。此方法使穿刺点不在各层组织的同一位置，注射后错开的皮肤回到原来的位置，故药液不易反溢和外渗。

（2）婴幼儿　目前公认肌内注射较好的操作原则是“进针快、拔针快、推注慢”（简称“两快一慢”）。它可以明显减轻病人的疼痛感，但这一方法并不适合每一个病儿，在给小儿肌内注射时，应注意以下问题。

1）选择注射部位准确　小儿臀部面积较小，加之有的病儿衣着多，包裹严实，给准确划分注射部位造成不利。为了使部位选择准确、迅速，我们常以触及尾骨尖端为标志，从此端点向臀部的左或右侧画一横线，再从一侧臀部的中点（即相当于髂嵴中点处）划一垂直线，在这十字的外上 1／4 部即常用的肌肉注射部位。

2）严格执行无菌操作小儿皮肤娇嫩，局部抵抗力弱，加之粪、尿易浸湿注射部位皮肤，如果不严密消毒皮肤，则注射针眼处会发生不同程度的红、肿、痛，甚至发生局部脓肿。因此皮肤消毒时要严格做到“一碘二酒”（即 1 根聚维酮碘棉签消毒 1 遍，2 根 75％乙醇棉签消毒 2 遍），以防发生感染。

3）不宜“两快一慢”，而宜“三快不怠”（即进针快、推注快、拔针快，简称“三快”）。因为多数病儿特别是婴幼儿在肌内注射时常不能配合.大哭大闹，扭动不止，因为扭动臀肌致臀肌强有力地收缩，从而使针梗易于折断。因此对这些病儿肌内注射时宜“三快不怠”，不宜“两快一慢”。当然，对没有抵抗能力的小婴儿和能配合的较大病儿还是可以采取“两快一慢”的注射方法。

4）注射时，切勿将针梗全部刺入，而应露出针梗根部 5 mm 左右为宜，并以右手固定好针柄，以防病儿突然躁动时针头从根部折断。一旦发生断针，应迅速提捏断针部的肌肉，用止血钳夹住露出皮肤的断端迅速拔出。如果针头断端未露出皮面，应立即捏住断针部位的肌肉，使针头固定，并立即报告医师，进行紧急处理。

四、特殊药物肌内注射技巧

1.青霉素肌内注射技巧　青霉素肌内注射时产生疼痛，有时因疼痛难忍而不得不中断注射。传统肌内注射往往采取进针后固定一个方向注药，导致药液聚集在局部.产生剧烈疼痛。临床工作中摸索出了一种新方法：进针后先推入少许药液，然后在原位置上呈弧形旋转针头5°～10°，针柄与针头保持垂直位置，再推入少许药液，再缓慢旋转针头5°～1 0°，可边推药液边转动针头，每次推入药液多少可灵活掌握，直到注射完毕。

2.高浓度、黏稠针剂注射技巧　采用常规方法肌内注射高浓度、黏稠针剂，如长效青霉素、氯霉素等，易阻塞针头。现以注射长效青霉素为例，病人行常规皮试后，取5 ml注射器抽取0.9%氯化钠注射液4 ml，注入长效青霉素瓶中（30万～120万u/支)，充分摇匀。抽吸入5 ml注射器中，排尽注射器内空气，再抽取少许0.9%氯化钠注射液（以充满注射器的乳头部和针头为宜)，然后按常规方法进行肌内注射，推注速度稍快。其优点是0.9%氯化钠注射液充满注射器的乳头部和针头.防止了高浓度、黏稠的药液在开始注射时就与肌肉接触而堵塞针头，降低了注射难度，减轻了病人的痛苦。

3.微量药液肌内精确注射技巧　在使用2 ml一次性注射器抽取1 ml药液注射时，因注射器乳头占有一定的容积，使得药液不能全部注入，每次注入后总有少量药液残存于注射器乳头和针梗中。若用2 ml注射器抽取1 ml的药液后再抽吸0.1 ml空气，利用空气压力可将药液完全注入肌肉。这种方法，对于微量且价格昂贵的药物或需长期注射治疗者，不仅能避免药物浪费，而且保证了药物剂量的精确.且操作方法简单易行。

4.改良悬浮液肌内注射技巧　混悬溶液水性差，溶解缓慢，故容易堵塞针头而致一次注射不成功。改良注射法因在溶媒中加入一定量空气，在稀释、抽吸、注射药液的过程中，因针梗内充满空气，使针梗内无药液沉积，且让药物充分溶解.注射时注射器内留0.1～0.2 ml空气使一次注射成功率提高。抽溶媒3~4 ml及空气0.1～0.2 ml注入瓶内溶解粉剂，使针尖斜面在药液平面以上，针头（连接注射器）留在瓶内，使针梗中充满空气而无药液。充分摇匀，选常规注射部位，姿势为卧位，消毒。然后再抽吸药液和瓶内空气，且针梗中仍充满空气。将注射器从瓶中抽出，保持针尖向下直立，使注射器内 0.1～0.2 ml 空气漂浮向上。针头与皮肤呈 90° 进针，回抽无回血后，快速均匀用力推注。

五、肌内注射并发症的处理技巧

1. 肌内注射致虚脱处理技巧

（1）肌内注射导致虚脱发生的原因是多方面的，主要由心理、生理、药物、物理等因素引起，常在病人精神高度紧张、对痛觉刺激敏感性增强、注射刺激性药物或注射速度过快时发生，其主要的临床表现有头晕、心悸、面色苍白、眼花、耳鸣、血压降低等。

（2）处理技巧　如病人发生虚脱现象，护士要镇静，给病人及家属以安全感。立即做出正确判断，区别是药物过敏还是虚脱，如是过敏需立即进行抢救；如果虚脱一般无须特殊处理，大多休息 15～30 分钟，即可缓解，少数病人需给氧或呼吸新鲜空气，必要时静脉推注 50% 葡萄糖注射液，症状可很快缓解。

2. 肌内注射引起晕厥处理技巧

（1）肌内注射晕厥的发生主要是由于病人对注射存有恐惧心理或空腹时注射。强烈的疼痛刺激，可使正常的神经功能失调，心率加快，心排血量减少，血管痉挛。脑组织突然供血不足而致晕厥。主要临床表现有出冷汗，双眼发黑，心悸. 心率加速，血压降低。本类现象并非过敏反应，而多为疼痛所致。

（2）处理技巧①消除病人恐惧心理，避免因紧张而致血管收缩，造成脑组织缺血、缺氧而发生晕厥。②对偶然或害怕注射的病人，应在餐后或喝糖水后再行注射，且让病人卧于床上或长凳上注射。③减少注射引起的疼痛，在肌肉丰满处深部注射，以利吸收。

3. 预防肌内注射硬结产生的技巧　肌内注射后硬结是臀部肌内注射后最常见的并发症，它不仅给病人带来痛苦，影响药物的吸收和疗效，也是造成中断治疗的原因之一。

（1）肌内注射硬结产生的原因除药物的浓度、pH 值、药物的配伍及无菌操作外，还与进针深浅度、药液是否注入皮下脂肪层、吸收差等有关。有关资料表明：①即使药液注入肌层，若反复、连续在一处注射超过 14 次，随着注射次数的增多，反复连续的刺激，使肌纤维逐渐变性、萎缩，肌纤维大量增生，并相互融合而形成硬结。②注射过程中若带有微粒，如玻璃屑、橡皮粒、纤维、蜡粒，尤其肉眼可见的颗粒更容易造成硬结。③局部注射药物后初期形成的较大硬结一般与药物刺激有关。

（2）处理技巧①减少操作时对局部肌肉组织的机械损伤：选用锐利针头，注射点要尽量分散，遇有需长期注射的病人可选用臀大肌、股直肌、股外侧肌等部位交替注射。避免在同一部位多次重复注射。推药时，速度宜缓慢，用力要均匀. 以减少局部刺激。②减轻注射药物本身对局部的化学刺激，易吸收的药物剂量可适当加大，难以吸收的药物须限制剂量。在心力衰竭、肾源性水肿和臀部损伤等情况下，臀部肌肉的血流量降低，从而影响注入药物吸收速度，故应减少注射剂量。采取多次注射。③掌握适宜的注射深度：依据有关臀部肌肉注射区的皮下脂肪层的厚度和常规注射针头刺入深度的研究，极度肥胖者肌内注射时，尽量不选择臀大肌而选用臀中肌、臀小肌或股外侧肌注射，以确保药物注入肌层。小儿臀区组织较薄，注射深度要酌情减少。④减少细屑、颗粒的污染：坚持先用砂轮割锯，再用 75%乙醇消毒后掰开安瓿方法，禁用长镊敲打安瓿。注射前，如发现药液中出现橡皮粒、纤维、蜡粒、黑点时，应废弃，并重新备药。⑤肌内注射 2～3 小时后进行热敷，效果比较好，原因是肌内注射后针眼需 2～3 小时才能完全闭合。如果注射后立即热敷，有害微生物易从针眼侵入，造成局部红、肿、痒、痛等炎性反应，不仅达不到预防硬结的目的，反而会增加病人痛苦。另一方面，肌内注射后药物通过毛细血管壁吸收，不同的药物吸收速度不同，吸收较慢的药物.在注射后局部形成一个药物储存库，如果注射后立即热敷，温度的变化会直接影响到药物的药性和疗效。在肌内注射2小时后针眼闭合，药物基本吸收，如此时热敷，可促进局部血液循环，防止发生硬结，或加速硬结消退，从而减轻病人痛苦，提高药物疗效，达到治疗目的。

4.肌内注射断针处理技巧

（1）肌内注射时严格掌握进针深度2/3的要求，留1/3针梗在体外。一旦发生针梗折断，护理人员要冷静、沉着，立即用左手拇指、食指捏住注射部位。用右手拿止血钳夹取断针，同时做好病人和家属的思想工作，解除紧张情绪，取得病人和家属的配合。

（2）如取针失败，仍应保持冷静，通知医师用磁性吸针器向外吸取。

（3）如果断针已进入深部须手术取针时，切忌病人步行，控制断针侧肢体活动.以避免臀肌收缩，致断针在肌肉内移位，并立即将病人俯卧于平车上，送入手术室.在X线定位下手术取针。术后要关心、安慰病人，取得谅解。

5.臀肌挛缩症的预防技巧

（1）臀肌挛缩症的原因　由于臀部多次接受肌内注射，造成臀大肌肌肉组织纤维瘢痕化.导致髋关节外展、外旋挛缩畸形和屈曲功能障碍。一般肌内注射部位在臀部外上1/4处，此处为臀大肌部位，注入的药液会顺着肌肉纤维走向扩散，由于反复多次注射，这些肌束反复受到药液刺激，容易发生化学性、损伤性反应，导致肌肉组织萎缩变性，纤维组织增生。医学上称儿童注射性臀肌挛缩症。

（2）儿童注射性臀肌挛缩症的主要表现姿势和步态异常，下蹲时尤为明显.下蹲时双膝关节不能并拢。严重的病儿座位时不能够跷“二郎腿”。仰卧位时.双膝关节分开，站立时两下肢轻度外旋，双足不能完全并拢，呈“外八字”，行走蹒跚，尤其快步或跑步时，则呈跳跃状。有效掌握注射方法和技巧对预防臀肌挛缩症的发生有重要的作用。

（3）臀肌挛缩症的预防技巧①婴幼儿应尽量避免臀部肌内注射：对儿童特别是婴幼儿.患病时尽可能采用静脉或口服给药途径,尽量避免接受多种针剂的肌肉注射。必须注射时，应两侧臀部轮流接受注射，同时注射部位不能固定在一个点。病儿连续肌内注射超过 1 周，用药效果不显著者应改用静脉给药途径。②避免注射刺激性强的药物：合理使用抗菌药物，慎用青霉素类刺激性强的药物肌内注射，尽量减少注射的次数，控制药量，以 1～1.5 ml / 次为宜，以减少药物的刺激性，如药量过大应予静脉滴注。③青霉素类药物宜用 0.9%氯化钠注射液溶解，不宜使用苯甲醇溶解，以避免组织难以吸收而造成局部组织变性坏死、纤维化，瘢痕形成。④选择合适注射部位：注射时应选择无炎症、无硬结处的皮肤，避免损伤神经，多次注射时应更换部位、深浅度适宜，注射前要根据病儿年龄、臀部肌肉发育情况，选择针头型号。为消瘦病儿进行注射时应提起臀部肌肉进行注射.进针方向与皮肤呈 90°。⑤严格执行无菌技术操作：进行肌内注射不宜用 75%乙醇棉球消毒，应用含 0.25%有效碘的聚维酮碘消毒 2 遍，消毒直径>5 cm，以避免因肌内注射造成局部感染。

第十七章　口服给药技巧

第一节　配药技巧

口服给药是一种最常用的给药方法，它既方便又经济且较安全。药物经口服后，通过胃、肠黏膜吸收进入血液循环，起到局部或全身的治疗作用。口服法的缺点：①吸收慢而不规则。②有些药物到达全身循环前要经过肝脏，使药效受到破坏。③有的药物在肠内不吸收或具有刺激性而不能口服。④病危、昏迷或呕吐不止的病人不宜应用口服法。因此，护士应根据病情、用药目的及药物吸收的快慢，掌握用药的时间。

一、评估技巧

1. 医嘱评估核对医嘱. 对不正确或不安全的给药医嘱予以纠正。

2. 病人评估技巧

（1）全身情况年龄、体重、性别及目前病情、治疗、用药、意识状态、生命征、沟通能力、自理能力、有无手术、禁食等情况。

（2）用药史既往病史、用药史、过敏史、家族史及有关习惯（如饮食习惯、烟酒嗜好、经常饮用咖啡或茶等）。目前用药的目的与计划。

（3）心理社会方面病人服药的动机，对治疗的态度、合作程度，是否有药物依赖以及对给药计划的了解与认知程度，社会经济状况等。

（4）健康知识有关疾病与用药知识的了解程度。

3. 药物评估评估药物的质量。包括药名、剂量、浓度、批号、有效期、颜色、有无变质等，水剂还应注意有无沉淀、混浊、絮状物等。了解所用药物的主要药理作用和不良反应。

4. 自身评估评估自身对所用药物知识的掌握程度，是否有不熟悉的药物或新药，病人有疑问时是否能解释清楚。

二、用物准备技巧

药柜内备齐所需的药物、药匙、量杯、注射器或滴管、药杯、药盘、服药本、小药卡、消毒毛巾等。

三、配药技巧

（1）先清洁药盘，洗手。

（2）仔细核对服药本和小药卡，确认无误后按床号顺序将小药卡插入发药盘内。

（3）将病人床号、姓名写在小药杯盖子上。为了防止小药卡挪动位置而发错药，建议不使用小药卡。

（4）根据服药本上的时间摆药，注意病人用药的起止时间。

（5）先配固体药（片剂、丸剂、胶囊剂），后配水剂和油剂。

（6）固体药不能用手直接取用，必须用药匙取药。

（7）一片药要分次服时，用刀片或剪刀分割，剂量要准确。

（8）摆水剂或油剂用量杯计量左手持量杯，拇指置于所需刻度，右手持药瓶，先将药液摇匀，标签朝上，举量杯使所需刻度与视线平行，缓缓倒入所需药量，倒毕以湿纱布擦净瓶口，放回原处。

（9）同时服用几种水剂时，须分别倒入几个杯内。

（10）更换药液品种应洗净量杯。

（11）药液<1 ml，须用注射器或滴管测量。1 ml=15 滴，用滴管滴时滴管须稍倾斜。

（12）为使病人得到准确的药量，避免将药液直接倒在杯内，油剂或用滴计算的药物，应滴入已盛好冷开水的药杯。

（13）同时配几种液体药物需分别放置，同一病人的数种固体药片可放入同

一个杯内，药粉或含化药须用纸包。

（14）水剂和油剂开瓶，及时在标签上注明开瓶日期，一般可以保存 7～14 天。

（15）药摆毕，应将药物、小药牌与服药单全部核对一遍；发药前由别人再核对一次，无误后方可发药。

（16）双人查对法在取药和配药的过程中由 2 名护士核对，减少了将药全部配好后再次核对时辨认药物的困难，有利于避免差错。

（17）有的医院设有中心药站，为住院病人集中摆药，减少病区摆药、取药、退药、保管等繁琐工作。病区护士每日查房后，将药盘及服药本一并送到中心药站，由药站专人负责摆药、核对。摆药 1 次备 1 日量，尔后由病区护士核对取回，按时发给病人。

第二节　发药技巧

一、用物准备技巧

水壶内盛温开水，乳钵，一次性小药杯，小桶内盛消毒毛巾。

二、发药技巧

（1）药车推至病床前认真核对每一个病人的床号、姓名。

（2）清晰地称呼病人的姓名，待听到病人回答后再发药。或询问病人的姓名，听到病人或家属回答无误后再发药，对不能回答的病人，特别是儿科病人要加倍小心，核对后方可发药。

（3）如病人同时服 2 杯以上药物时，应 1 次从药盘取出。

（4）不能 1 次将 2 个病人的药物同时取出。

（5）如病人提出疑问，应重新查对，无误后才给病人服下，并耐心解释。

（6）遇病人不暂时或因故不能按时服药者，应将药品带回保管，并交班。

（7）危重病人应协助喂药。

（8）鼻饲管病人将药研碎、溶解后从胃管内注入。

（9）一般病人应指导其按药物性质正确服药。

（10）根据药物性能，向病人交代服药中注意事项和有可能发生的不良反应。

（11）换药或停药应及时告诉病人。

（12）发药后随时观察服药后药物的效果和不良反应，如出现不良反应应及时与医师联系. 及时处理。

三、特殊药物用药技巧

1. 抗生素及磺胺类药需在血液内保持有效浓度，必须准时给药。

2. 某些刺激食欲的健胃药宜在餐前服，因为刺激舌的味觉感受器，使胃液大量分泌，可以增进食欲。

3. 鼓励病人多饮水某些磺胺类药经肾脏排出，尿少时即析出结晶，引起肾小管堵塞，服药后指导病人多饮水；对呼吸道黏膜起保护性作用的止咳合剂，服后则不宜立即饮水，以免冲淡药物，降低药效；同时服用多种药物，则应最后服用止咳糖浆。

4. 服用强心苷类药如洋地黄、地高辛等，应先测脉率、心率，并注意其节律变化，脉率<60~/min 或节律不齐时则不可继续服用。

5. 预防牙齿染色　对牙齿有腐蚀作用药物或使牙齿染色的药物如酸类或铁剂，服用时避免与牙齿接触，可将药液由饮水管吸入，服后再漱口。服用铁剂，应忌饮茶，因铁剂和茶叶中的鞣酸接触，形成难溶性铁盐，妨碍吸收。

6. 餐后服药助消化药以及对胃黏膜有刺激性的药物，应在餐后服，以便使药物和食物均匀混合，有利于食物消化或减少药物对胃壁的刺激。

7. 注意配伍禁忌有相互作用的药物不宜同时或在短时间内先后服用。如胃蛋白酶在碱性环境下会迅速失去活性，忌与复方氢氧化铝片（复方氢氧化铝）、碳酸氢钠等碱性药物同时服用。

8. 中药①补益药：宜餐前服以便于吸收。②解表药及对胃肠有刺激的药物：宜餐后服。③攻下药、驱虫药：宜清晨空腹时服。④镇静安神药、缓泻药：宜睡前服。⑤妇科调经药：宜在月经前数日开始服用。

9. 胶囊类药物对胶囊类口服药，先把药放入口中，饮水后，低头，使胶囊在口内浮至咽部，药就容易咽下。

10. 特殊气味的药物对有特殊气味的液体口服药，在服用前，可以用手绢捂鼻，防止气味入鼻，用吸管将药吸入口内咽下。

11. 抗癫痫药应按时、按量服药，不能随意更改时间和药量，定期门诊复查，根据医嘱调整药物剂量。

12. 各种生物制剂和微生态制剂需凉开水送服。

四、儿童喂药的技巧

1. 新生儿或小婴儿可使用奶嘴喂药，先将奶嘴放入嘴中，再将预备好的药液缓慢倒入奶嘴中，让病儿吮吸。

2. 对不合作的病儿可用注射器（不能带针头）喂服。一手固定病儿头部，一手持已抽好药液的注射器沿口角内缓慢注入。

3. 口感差的药物对有些难吃的药，在不影响药效的前提下，可设法减轻药的苦味和难吃的程度。如粉剂可用等量的白糖拌和，或溶于糖水喂服。对鱼肝油类药，滴在饼干或馒头上喂服。

4. 口感好的药物咳嗽糖浆类比较好吃的药，只要耐心，少量、分次喂服即可。

5. 中药剂量较大，应尽量煎浓些，并在服药的同时，吃点白糖，以缓解中药的苦味。

6.特别提醒不要采用捏鼻子灌服的方法。因孩子哭闹时，容易把药吸入气管内.造成呛咳、呕吐，甚至窒息。

五、发药后药杯处理技巧

药杯消毒、晾干后，放回原处备用。油剂药杯应先用纸擦净后清洗，再消毒。同时清洁药盘或发药车。

六、药物的保管技巧

（1）病区的常备药应由专人负责管理，及时补充，新领药物要认真核对，定期检查药物质量。贵重药、剧毒药应有明显标记，加锁保管，使用时及时登记，做好交班。

（2）药柜应放在光线明亮处但不宜透光，要经常保持整齐清洁。各种药品应分别定位放置，药瓶上按药物的分类贴有不同颜色的瓶签（内服药用蓝色边，外用药用红色边，剧毒药用黑色边的瓶签）。药名中英文对照，字迹清晰，瓶签面需涂蜡加以保护。

（3）有时限的药物，应按有效时限排列使用，避免浪费。凡没有瓶签或瓶签模糊不清，药物变色、浑浊、发霉、沉淀或异味等现象均不能使用。

（4）各类药物根据不同性质，妥善保存。①容易氧化和遇光变质的药物，应装在有色密盖瓶中，放于阴冷处或用黑纸遮盖。如维生素C、肾上腺素、氨茶碱等。②容易挥发、潮解或风化的药物，须装瓶盖紧。如三溴片、甘草片、糖衣片、硫酸亚铁等。③容易燃烧的药物，如乙醚、乙醇、环氧乙烷等应置远离明火处.以防燃烧。④因温度过高或过低易失活的微生态制剂如贝飞达、金双歧等，因温度不合适使生物有效性降低、衰减快的生物制剂等，均需在2℃～8 ℃的冰箱内保存。⑤个人专用的特种药物，应注明床号、姓名，并单独存放。

第十八章　常用护理抢救技术操作技巧

第一节　氧气吸入操作技巧

给氧法是指用各种方法使病人吸入气体中的氧浓度高于大气氧浓度，以提高肺泡内氧分压，改善和纠正低氧血症的一项重要护理措施，也是一项急救措施。氧气吸入适用证：①动脉血氧分压（PaO_2）<50 mmHg（6.7 kPa）病人，呼吸系统疾患影响肺活量病人。②心、肺功能不全，使肺部充血而致呼吸困难者。③各种中毒引起的呼吸困难者。④昏迷者及其他，如某些外科手术前、后病人，大出血性休克病人，分娩产程过长或胎心音异常者等。

一、环境准备技巧

吸氧应选择在安全、病房无火源、无易燃品的环境中进行，病房悬挂禁止吸烟标志。如选择氧气筒供氧，氧气筒在冬季应远离暖气片 1 m，远离火源 5 m。

二、用物准备技巧

物品的摆放应以方便操作和不违反无菌原则为前提。治疗盘内依次摆放氧表、湿化瓶、无菌蒸馏水、温开水、50％乙醇，治疗方盘内从上至下依次放置湿化蓝心管、橡胶管、不同型号的鼻导管、面罩及纱布数块。

三、吸氧方式选择技巧

氧气吸入时，应根据病人的病情及实际情况来选择不同类型的吸氧方式。

1. 单侧鼻导管法鼻导管吸氧法是传统的吸氧方法，是通过鼻咽部供氧。鼻导管插入长度为鼻尖到耳垂的 2／3 长，鼻导管的插入对病人咽喉壁有刺激，敏感者有恶心不适，且导管易堵塞，病人难以忍受长时间吸入。由于鼻导管应每隔 4～6 小时更换 1 次。反复插入可能造成鼻黏膜的损伤，而从口咽部给氧，失去了鼻毛对吸入氧气的过滤清洁作用，现此方式已较少用。

2. 双侧鼻导管吸氧法将硅胶吸痰管头端封闭，距封闭处 4 cm 处剪相距 0.5 cm 的 2 个侧孔，尾端连接氧气，两侧孔正对两侧鼻前庭，置于鼻外。适当固定。适用于潮气量小的婴幼儿吸氧。

双侧鼻导管吸氧较为方便，但其吸入氧浓度不稳定，很容易受下列因素影响。①病儿通气类型：是张口呼吸还是经鼻腔呼吸。②氧流量、病儿的潮气量：一般来说在相同氧流量时，潮气量越大，吸入氧浓度越低；反之，潮气量越小，吸入氧浓度越高。因此，此种供氧方式仅适用于潮气量小的 1 岁以内的婴幼儿。因婴幼儿呼吸道狭细，黏膜娇嫩，既不能承受鼻导管的插入，也经受不住双孔鼻塞对鼻前庭的损害。此方式避免了病儿对头罩、面罩的恐惧及对抗，以及由其引起的吸入气中二氧化碳浓度的增高。同时不影响病儿哺乳，也易于观察面色及口唇，是目前婴幼儿安全、有效，也易于接受的吸氧方式。

3. 鼻塞法分单孔、双孔 2 种类型，是将鼻塞置于病人鼻前庭，操作简单，局部刺激小，病人易接受。

（1）单孔鼻塞吸氧难以将血氧饱和度（SaO_2）提高到峰值，若加大氧流量，病人难以接受，临床已较少应用。但因其刺激性小，并可双侧鼻孔交替插入，所以对于需持续低流量供氧者，如肺源性心脏病（简称肺心病）病人仍为首选。

（2）双孔鼻塞吸氧对 SaO_2 的提高最快、达峰值的时间最短，同时对氧的有效利用率也较高，由于鼻前庭给氧，保持了鼻毛对吸入氧气的过滤清洁作用。本方式既克服了鼻导管吸氧给病人带来的不适，又达到了快速、高效改善病人缺氧状况的目的。正是体现了以人为本的医疗服务，现已被临床普遍应用。

4. 面罩法　使用面罩将病人口鼻全部罩上的供氧方式，对病人呼吸道黏膜无刺激，易固定，氧流量大，氧浓度可达较高水平。清醒病人主诉有憋气不适，且妨碍交流及咳嗽。开放式面罩吸氧，需要在加大氧流量（10 L / min）的情况下，才能快速将 SaO_2 提高到峰值。长时间开放式面罩吸氧可造成二氧化碳蓄积，引起肺心病病人二氧化碳麻醉而加重病情。因此只适合短期应用，以及急救和术后重症病人供氧。

5.头皮针管应用于儿科吸氧　对于较小的婴幼儿，由于鼻孔较小，应用普通的鼻塞.使病儿感觉整个鼻孔被塞满，甚至有胀痛感，加重病儿的哭闹，给护理工作带来很多不便。一次性头皮针硅胶管代替鼻塞吸氧，效果满意。吸氧时将一次性头皮针管（去掉针头部分）用聚维酮碘染色后代替普通鼻导管进行吸氧，婴幼儿插入鼻腔深度 1～1.5cm，用一块胶布固定在鼻翼两侧，可克服因鼻黏膜稚嫩、鼻腔细小而造成的吸氧困难，又可减少对鼻黏膜的刺激，病儿易于接受。

使用头皮针硅胶管作吸氧管的优点：①使用时操作简便，保证各类病人能有效吸入氧气。黏膜刺激小，避免了因为粗的吸氧管插入鼻腔引起病儿的不适和烦躁不安，甚至哭闹不合作现象，病儿易于接受。②氧气橡胶管与鼻导管接头衔接严密.不易滑脱，一次性使用，防止医院内感染。③病儿鼻腔阻塞范围小，通气效果好。④头皮针管管腔细，氧气通过集中，对鼻腔黏膜刺激小。⑤材料来源容易：为临床护理输液用的一次性头皮针。

6.全身麻醉手术后带管病人给氧法　全身麻醉术后带气管内插管的病人，吸氧管可直接固定在气管导管外口，尤其是气管切开病人通过套管吸氧，占据范围小，便于吸痰，不易影响通气。

7.早产儿恒温箱内低流量吸氧法　早产儿由于呼吸系统发育未成熟，通气和换气功能障碍，出生后给予一定流量的氧气吸入才能提高血氧浓度，减少脑缺氧而维持生命。对于合并某些疾病的早产儿来说，易出现呼吸困难和发绀等缺氧表现，必要时给氧就成为早产儿疾病治疗中不可缺少的重要环节。采用恒温箱内低流量吸氧法，操作简单，对病儿无刺激，弥补了传统的鼻导管低流量吸氧法的不足。按常规吸氧的方法准备吸氧装置后，将透明吸氧导管的一端经恒温箱上的小孔插入恒温箱内，使导管插入箱内约 5 cm，使氧气迅速均匀弥散在恒温箱内，约 5 分钟后将氧流量调整至 1～2 L / min，让病儿在恒温箱内轻松地吸氧。值得注意的是：早产儿吸氧时必须有脉搏、SaO_2监测，SaO_2应维持在 85%～92%。并定期行血气分析检查，使用能调节吸氧浓度的恒温箱，以避免高氧血症，预防早产儿视网膜病（ROP）的发生。

四、固定技巧

1. 鼻导管吸入法固定技巧　鼻导管插入鼻腔后，传统固定方法常用“一字形胶布”交叉后固定在鼻翼的两侧，再以另一块胶布固定在脸颊部，但本法常因病人进食后咀嚼。影响胶布固定的稳定性。改用第 2 块胶布固定在耳郭的方法，胶布粘贴牢固，不易松脱，不影响病人进食。

2. 面罩吸氧固定技巧　防止面罩脱落是保障安全、有效使用氧疗器吸氧的关键。临床上一直采用松紧带将面罩固定于头上，此种固定方法松紧度较难掌握. 过松面罩容易脱落，若发现不及时将导致病儿缺氧而危及生命；过紧常造成病人面部肌肉和头皮受压缺血。采用外科用弹力绷带固定法可克服上述缺点。面罩根据病人头部的大小剪取合适的弹力绷带 6 cm×(8～9.5)cm，戴于病人的头上，然后用松紧带将面罩左、右两侧固定于弹力绷带的下缘。弹力绷带为网状、棉质，透气性能好，病人可免受被松紧带勒伤之苦；氧疗器面罩吸氧的病人大多数较烦躁，旧法固定易脱落，而弹力绷带戴在头上不会滑脱，保证了氧疗器面罩吸氧的有效进行，同时也保障了病人的生命安全。弹力绷带可浸泡消毒后重复使用。

五、鼻导管插入深度技巧

鼻导管插入深度不同对吸氧舒适度的影响存在很大差异。传统氧气吸入法，鼻导管插入长度为鼻尖到耳垂的 2 / 3，鼻导管的插入对病人咽喉壁有刺激，敏感者有恶心不适。在传统法基础上改用鼻导管插入深度 2 cm，使鼻导管在鼻前庭位置。由于鼻前庭面积大，鼻黏膜内富有静脉血管构成的海绵状组织，故可供热.且具有灵敏的舒缩性，能迅速改变其充血状态。所以当吸入不同温度的空气时，通过三叉神经的反射作用，调整鼻黏膜的动脉供血情况，改变鼻腔宽度与血运量，从而对吸入空气起到调节温度的作用。同时鼻前庭的鼻黏膜内含有丰富的浆液腺、黏液腺和杯状细胞，能产生大量分泌物，并且黏膜表面经常覆盖有一层随纤毛运动而不断向后移动的黏液毯，黏液毯和纤毛对吸入的氧气都能起过滤清洁作用，可以保护下呼吸道不受刺激或感染。

另外，通过腺体和杯状细胞的分泌，组织问淋巴的渗透作用，鼻黏膜在 24 小时内分泌近 1 000 ml 水分，其中大部分水分用以提高吸入空气的湿度。所以，当吸入鼻腔的空气湿度一般只有 35%左右时，而到达鼻咽部时却能增至 79%。再者经常流入鼻腔的泪液也可以起湿润作用。而鼻咽部对吸入气体的温化、湿化和清洁过滤作用是很微弱的，因此，用改良法吸氧时，导管位于鼻前庭位置，有利于鼻腔正常的生理功能对吸入氧气发挥温化、湿化及清洁过滤作用，减少不适反应。同时，为防止管径小，出现给氧导管阻塞，可采用缩短更换鼻导管时间（4～6 小时）的方法解决。

六、氧气湿化技巧

临床上氧气湿化是在湿化瓶内放入常温蒸馏水，定期更换。由于常温下的水温常低于 20℃，这样氧气通过水是根本得不到湿化作用。于是病人吸入的氧气是干燥的氧气，如果长期吸入干燥的氧气会使病人的鼻腔、口腔、咽部及气管、支气管黏膜干燥，致使呼吸道分泌物黏稠，不易咳出或吸出，易导致或加重呼吸道感染。

1. 蒸馏水湿化　把蒸馏水采用多种方法加热后（加热到 32℃～38℃）存放在热水壶中保持水温，用加热的蒸馏水把湿化瓶内的水温调节至 38℃用于氧气湿化。当湿化瓶内水温低于 32℃时，就应重新加入高温蒸馏水调节至 38℃。简单的测量温度方法：用手背贴在湿化瓶壁上，以手背能耐受的温度为最高温度，换水时间大约可间隔 60 分钟。病人用加温的蒸馏水湿化氧气，在输氧管壁上附有水珠。病人感觉口腔、鼻腔、咽喉湿润，痰液易咳出，长时间吸氧没有不　适感觉。

2. 氧气加温及二次湿化法　临床上，需要长期吸氧的病人，如肺心病，由于氧气要从中心供氧站经过很长的室外管道才能到达病房，所以每当到了冬季，氧气既凉又干燥，病人在吸入时感到不舒服，往往不愿意接受长时间的氧疗。在原中心吸氧装置的基础上增加一个加温及二次湿化装置，能最大限度地减少病人在冬季吸入干燥、冷凉氧气对呼吸道的刺激。

（1）制作方法及材料原中心的吸入器及输氧管不变，在输氧管接近病人的一端加一个容积为 2 200 ml 的加温装置，制成高 18 cm、外径 45 cm 的加温瓶，瓶塞为木制，瓶塞上有 2 个管口，其中连接原中心供氧吸入器输氧管道末端的通气管为长管，在瓶塞外长 2 cm，通过瓶塞内 14 cm；另一个是接病人鼻塞导管通气管为短管，瓶塞外长 2 cm，通气管材料可用不锈钢或耐一般湿热的无毒塑料制成，加温瓶底部再加一恒温加热部件，整个装置即为加温及二次湿化装置。

（2）使用方法使用前，整个装置按中心吸入器规定的方法消毒，然后在加温瓶内放入蒸馏水 1 500 ml，将瓶塞盖好，瓶塞长管连接中心吸入器输氧管末端，短管连接一段接病人吸氧鼻塞的乳胶管，然后放到合适的位置，病人吸氧时插上电源。使瓶内的蒸馏水自动加温，并保持 65℃恒温，即可使氧气经过原中心吸入器湿化瓶一次湿化，再经过加温瓶二次湿化及加温吸入。冬季氧气经过加温蒸馏水后湿化充分，吸入氧气湿度加大、温暖，病人呼吸道感到舒适，愿意接受较长时间的氧疗。加温瓶能自动加温，并保持恒温 65℃，氧气经过湿热的蒸馏水不会引起意外，比较安全。

七、消除吸氧时产生水泡声的技巧

通常用的氧气湿化瓶通过蒸馏水湿化时会产生水泡声，特别是在夜深人静时，影响病人休息，采用海绵能消除水泡声，同时起到过滤作用。把氧气湿化瓶的氧气管道放于 3 cm˜3 cm 的小方形消毒海绵（比湿化瓶口稍小）中间，放入湿化瓶蒸馏水水面下 2 / 3 处。氧气具有一定的冲击力，直接冲击蒸馏水会产生水泡声。从氧气管道出来的氧气直接通过小方形海绵，不直接冲击蒸馏水，起到缓冲消除水泡声、湿化过滤作用。

八、特殊病人吸氧技巧

（一）慢性阻塞性肺疾病病人

慢性阻塞性肺疾病（COPD）是一种严重危害人类健康的呼吸系统常见慢性疾病，中、老年人多见。COPD 由于呼吸道阻塞，大多数病人伴有不同程度缺氧和二氧化碳蓄积，不仅使通气 / 血流比例失调，降低 SaO_2 和 PaO_2，还严重影响病人的智能和生活质量。氧气疗法是针对缺氧的一种重要的治疗手段，不仅纠正低氧血症及其带来的危害，挽救病人生命，还能改善慢性缺氧引发的智力障碍，提高病人的自理能力。

1. 吸氧浓度选择　在临床治疗 COPD 的传统氧疗管理中，常用 1～2 L / min 的氧流量（即氧疗浓度 25%～29%）氧疗，忽略了 1.5 L / min 流量（27%）的氧疗。在 COPD 的氧疗过程中采用浓度为 27%～29% 进行氧疗，血气分析中的 SaO_2、PaO_2 明显高于采用浓度为 25% 进行氧疗的 SaO_2、PaO_2，而动脉血二氧化碳分压（$PaCO_2$）却低于采用浓度为 25% 进行氧疗的 $PaCO_2$，有效纠正了低氧血症及二氧化碳蓄积，27%～29% 氧浓度氧疗效果明显好于氧浓度为 25% 的氧疗效果。27%～29% 浓度的氧疗还能明显改善 COPD 病人由于缺氧引起的大脑功能下降等一系列症状。如注意力不集中、综合智商下降和情商下降。长时间以

27%～29%浓度氧疗能显著提高 COPD 病人的生活质量。

2. 吸氧时体位选择　慢性阻塞性肺气肿急性发作期病人由于支气管黏膜炎症水肿加重，痰液堵塞支气管腔，氧气量减少，导致总的肺泡通气量不足，表现为明显的低氧血症，氧疗可以防止动脉血氧的急剧变化，从而改善病人的预后。病人采取俯卧位，头部用软枕垫高 15°～30°，双手向上，放于头的两侧，在髋、膝、距小腿关节处垫软垫，要求每日俯卧位吸氧时间为 3 小时，俯卧位能增加功能氧气量，改善通气 / 血流比值，减少分流，改善膈肌的运动，肺内分泌物易于清除，以及血流如注的重新分布，使得通气得到改善。对改善肺炎、急性呼吸窘迫综合征（ARDS）以及慢性呼吸功能不全基础上发生的急性呼吸衰竭等病人的氧合状态、提高存活率有明显的治疗作用。

（二）婴幼儿心脏术后

患有先天性心脏病的婴幼儿，心内直视术后因为年龄小，撤机后咳嗽、排痰能力弱；气管、支气管较细，软骨发育不完善，极少量痰液就可以引起气管、支气管阻塞，导致肺不张和肺炎，引起缺氧的发作，严重者会出现呼吸困难症状。因此选择正确的氧疗方法尤为重要。

经鼻持续呼吸道加压通气（NCPAP）装置设备：NCPAP 鼻塞管 1 根（主管为 6～10 cm 的硅胶管，2 根支管为 1 cm 长的 6～8 号鼻导管塞于两侧鼻腔），主管左端接一玻璃接管，连氧气管与中心吸氧相连。右侧接一可控制呼出气流的活塞。大多数病儿用持续呼吸道正压吸氧 24～48 小时后，缺氧会有所改善，可避免二次插管，减少入住先天性心脏病监护病房（CICU）的时间。NCPAP 可给病儿提供生理呼气末加压呼吸（PEEP），增加肺功能残气量，改善通气 / 血流比值，避免肺泡塌陷，有助于维持肺泡及呼吸道开放，因此可增加肺顺应性，减少肺内分流，提高氧合能力。同时，能降低呼吸运动所需的能量，减轻横膈肌疲劳，减少泵衰竭。

（三）早产儿呼吸系统疾病

早产儿由于呼吸中枢及呼吸器官发育不成熟，极易发生呼吸暂停、肺透明膜病、吸入性肺炎等呼吸系统疾病。选用持续呼吸道给氧（CPAP），可在呼吸末保持正压，增加功能残气量，使萎肺的肺泡重新张开，减少肺内分流，增加氧合，从而改善呼吸功能，使 PaO_2增加，并能减少因应用有创呼吸机产生肺的气压伤，故 CPAP 适用于早产儿。当早产儿出现呼吸浅促、呻吟、吐沫、呼吸暂停等早期表现时，即开始使用 CPAP。

新型 NCPAP 有空氧混合调节仪、呼气末压力调节和吸气压力调节装置，控制高氧吸入，降低了以前的简易 CPAP 吸入纯氧导致早产儿视网膜病及慢性肺支气管纤维化的发生。连接的加温湿化装置可使吸入气体维持在 32℃～35℃，提供适当温度可减少呼吸道水分丢失，减少每日输液量，从而减轻心脏负担，减少动脉导管重新开放的发生率，适当温度可保护呼吸道黏膜及纤毛运动，有利于痰液排出。

（四）气管切开病人

气管切开病人由于气管切开与外界相通，形成了一个开放性呼吸道，应用普通吸氧管吸氧时，因气管套管管径大于氧气管管径，使氧气不能完全吸入，影响氧疗效果，临床上常用加大氧流量的方式来达到氧疗效果，这样氧流量难以控制。对病人不利。应用人工鼻吸氧，把开放性呼吸道改为封闭式呼吸道，保证氧疗，并使痰液湿润，易于清除，达到保持呼吸道通畅、提高氧疗效果的目的。

人工鼻是一种湿热交换器，类似氧气管装置，使用时一头连接氧气湿化装置. 一头是人工鼻的支架，将人工鼻放置于支架上，连接大小合适的气管套管接头，调节氧流量，再连接病人气管套管，形成了一个封闭式呼吸道。痰液湿润，易于清除，避免了反复吸痰，发生痰液阻塞危险，并且由于吸痰彻底，从而延长了吸痰间隔时间，减轻了病人痛苦。人工鼻能与密闭式吸痰管相连接，吸痰时，操作者的手不直接接触吸痰管，呼吸道与外界不相通，减少了外源性感染、医院内感染的机会，从而降低了肺部感染发生率，延长了肺部感染发生时间。人工鼻吸氧装置吸痰时可不中断供氧，从而防止了因吸痰引起的低氧血症而导致器官组织缺氧的不良后果。

九、吸氧病人舒适护理技巧

吸氧的舒适护理是在吸氧的护理中以病人的舒适为重点，充分考虑吸入氧气的温度、湿度、气味、噪声等因素对病人的影响，寻找解决问题的方法，使舒适护理的理论研究在吸氧护理技术中得到体现，使病人在吸氧过程中不仅得到治疗，而且舒适。

1. 恒温湿化瓶取代普通湿化瓶理想的吸氧装置要求病人吸入的氧气除保持适当的浓度和流速外，还要有合适的温度和湿度，一般吸入氧气的温度要保持在 36℃左右. 湿度在 80%左右，近于生理上的要求。目前医院使用的氧气瓶和中心供氧管道释放的氧湿度很低，相对湿度约 4%。经过气泡式湿化瓶，在 20℃标准室温下，如果流量为 1～8 L / min，氧气湿化后的湿度最高可达到 33. 2%～39. 1%，如果室温较低，氧气的湿度则更低，在 10℃室温下仅为 21. 4%。这种低湿度的氧气进入呼吸道后加重了呼吸道的水分丢失，使病人呼吸道干燥。最后导致排痰困难，并可继发和加重呼吸道炎症，这是长期卧床吸氧病人继发肺内感染的重要原因之一。

采用恒温湿化瓶、60℃的湿化液，使吸入氧气的湿度与温度由常规吸氧法的 34%、20 ℃增高到 78%、36℃。这样通过温化给氧，不仅病人自我感觉舒适，更有利于增强呼吸道黏膜纤毛运动，使呼吸道分泌物易于排出，同时改善了因长期吸氧造成的呼吸道干燥不适的状况。

2. 除去吸氧管异味　在氧气湿化瓶中加入具有芳香味的中药如菊花。并将中药用无菌纱布包好，由于菊花的芳香味掩盖了吸氧时塑料的异味，从而提高了病人吸氧的舒适度。经过细菌培养浸泡菊花的湿化液符合微生物学要求。菊花对大肠埃希菌、志贺菌属（痢疾杆菌）、变形菌、伤寒沙门菌（伤寒杆菌）、副伤寒沙门菌、铜绿假单胞菌（绿脓杆菌）及霍乱弧菌 7 种革兰阴性肠内致病菌有抑制作用，并对乙型溶血性链球菌有抗菌作用，对结核分枝杆菌呈抑制作用。

3. 对于吸氧装置进行降低噪声的处理　取一次性头皮针塑料管。长 8 cm，在距其末端约 2 cm 处开始，用注射针头沿管向上扎数个针孔，消毒后备用。将湿化瓶内的通气管弃去，将扎有针孔的塑料管套入，装好盛有湿化液的湿化瓶，塑料管有孔的部分没入水中，然后连接鼻导管吸氧，这样可有效地降低吸氧进程中的噪声。

4. 促进舒适　在允许的范围内由病人选择自己认为舒适的吸氧管放置位置。在吸氧过程中护理人员应以良好的服务态度与病人沟通，了解病人的需求，向病人讲解吸氧的重要性，尽可能地减少吸氧对病人的不良刺激. 提高吸氧的舒适度。

第二节 吸痰操作技巧

吸痰适用于危重、老年、昏迷及麻醉后等病人因咳嗽无力、咳嗽反射迟钝或会厌功能不全、不能自行清除呼吸道分泌物或误吸呕吐物而出现呼吸困难时。其目的是吸出呼吸道分泌物，保持呼吸道通畅，增加组织氧合作用。

一、用物准备技巧

治疗碗内置已消毒的血管钳和纱布、无菌持物钳、无菌敷料缸内备纱布、一次性 12～14 号消毒吸痰管数根（气管内插管病人用直径为导管内径的 1／2～1/3 大小的吸痰管）、一次性手套、消毒液挂瓶、剪刀、负压装置 1 套（负压瓶、压力表、胶管），必要时备压舌板、开口器、舌钳。有盖敷料缸盛作吸痰时冲洗液。口咽部吸痰时冲洗液的选择可选用0.9%氯化钠注射液，气管内吸痰可用1.25%碳酸氢钠溶液。因为对病人来说，吸痰管插入气管，刺激气管黏膜，本身就是一种创伤，易造成黏膜损伤，如用0.9%氯化钠注射液冲洗后的吸痰管插入，因其含钠盐，对损伤的黏膜是一种刺激，易造成感染。据文献报道，肺的蒸发面积大，盐水进入支气管、肺内，水分蒸发很快，盐分沉积在肺泡及支气管形成高渗状态.引起支气管、肺水肿，而加重呼吸困难。1.25%碳酸氢钠溶液是一种刺激性小的碱性液，碱性具有皂化功能，可使痰痂软化、痰液变得稀薄，而且易吸出，况且大部分细菌不易在碱性环境中生长繁殖，减少了肺内感染的机会。

二、病人准备技巧

向病人解释吸痰的目的及意义，使病人处于舒适的体位，主动配合吸痰，准备一个安静、舒适的环境，能够保护病人的隐私，消除其焦虑、紧张的心理。如为婴幼儿吸痰，应向家长解释吸痰的过程及如何保持婴儿吸痰时的体位，消除家长的恐惧心理。

三、吸痰管选择技巧

吸痰管是用来清除支气管内的痰液及分泌物的必需产品，以达到使呼吸道通畅的目的。吸痰管的选择应根据吸痰的部位及吸痰的目的来选择。临床上可供选择的吸痰管如下。

1.经鼻短时吸痰　可选择一次性使用吸痰管，吸痰管由接头和导管组成，产品材料采用医用聚氯乙烯制成，是临床与吸引装置配合使用的医疗器具，其特点是产品外表光滑无毛刺，对病人无损伤、无刺激，吸痰畅通无阻，无吸瘪现象，使用操作简便，产品通过环氧乙烷灭菌，一次性使用，无医院内感染，是临床上使用最普遍的一种吸痰管。

2. 口咽部吸痰　鼻腔结构异常、舌后坠、留置鼻饲管的病人，因清理呼吸道无效，经鼻腔吸痰效果不好的病人可选择口咽吸痰管。插入的深度约为从下颌角或耳垂到门齿的长度。

3. 新生儿窒息复苏吸痰　刚刚出生的新生儿如果羊水胎粪污染可选择专用的胎粪吸引管，将气管内导管经胎粪吸引管与吸引器相连，一边用手堵住胎粪吸引管的手控口，一边用吸引器吸引气管内导管，边吸引气管内的胎粪，边慢慢撤出导管，此操作简便、有效。适合在产房使用。

4. 婴儿吸痰　因婴儿鼻腔较狭窄、呼吸道黏膜柔嫩、吸痰管相对粗硬等原因造成婴儿不适及呼吸道黏膜损伤，应选择一种柔韧性好的吸痰管，既可插入气管又不会因过硬而造成呼吸道黏膜损伤。可将一次性头皮穿刺针，剪去钢针端，高压蒸汽灭菌后使用。使用时直接与负压吸引装置相连接，按常规使用即可。该方法取材容易，制作简单，管径小，管质柔软，对小儿呼吸道黏膜损伤小。

5. 气管内吸痰　气管导管内吸痰时，所用的吸痰管，其外径不得超过导管内径的 1／2，以免造成呼吸道阻塞，加重缺氧。

6. 充氧一吸痰双腔管气管吸痰是临床上常用的护理操作，在吸痰过程中最易发生缺氧，轻者心率增快，重者发生血压降低或心律失常，特别是使用呼吸机的危重病人容易发生心搏骤停，充氧一吸痰双腔管对预防吸痰诱发的低氧血症效果明显。

充氧一吸痰双腔管的制作方法：取 40 cm 长的 12 号（直径 3 mm）与 8 号（直径 2 mm）的 2 条硅胶管用硅橡胶粘合剂将侧壁粘在一起，形成 2 个腔。12 号为吸痰管，8 号为给氧管，吸痰管前端位于给氧管的前端 4 cm；并在给氧管前端侧壁剪 3 个侧孔，便于氧气均匀分布气管内。吸痰时吸痰管与吸引器连接，给氧管与氧气连接。氧流量：成人 7 L／min，小儿 5 L／min。在整个吸痰过程中持续有氧气供给。充氧一吸痰双腔管吸痰时插入深度根据成人和小儿的不同而异，一般在隆突以下。适用于痰多黏稠不易吸出的病人。

四、成人经鼻腔吸痰操作技巧

经鼻腔内吸痰是临床最常用的一种吸痰方法。吸痰时护士应严格无菌操作，动作轻、快、准，吸痰时最好选择刺激性小及韧性高的无菌硅胶或橡胶吸痰管，成人选用 14～18 号吸痰管。

1. 体位护理技巧　吸痰前，备齐用物，向病人做好解释工作。病人采取去枕平卧或半卧位，肩下垫一软枕，头稍向后仰，偏向一侧，颈过伸，防止吸痰时误吸反流，脊柱畸形、驼背者，肩下垫枕改为颈下垫一枕头，以托起颈部，利于插管。

2. 翻身叩背技巧　选择病人进食后 1 小时进行，吸痰前给予翻身叩背，方法为 5 指并拢，手指向掌心微弯曲，呈空心掌，从肺底到肺尖、从肺外侧到肺内侧适度叩背，叩击频率为 50～100 次 / min，可使痰液松动，易于吸出。

3. 吸痰前准备　吸痰前须检查吸引器效能是否良好，各管连接是否正确，吸气管和排痰管不能接错。

4. 插入吸痰管技巧　吸痰管插入时，润滑吸痰管前端，戴无菌手套。右手执笔法拿吸痰管，将吸痰管末端反折，按以下通路插入气管内：鼻孔→鼻前庭→鼻阈→固有鼻腔→鼻咽（腭垂后）→口咽→喉咽→喉口→喉前庭→喉中间腔→声门下腔→气管，将吸痰管送到气管预定部位。对于合作的病人，嘱其深呼吸；对于不合作的病人，可随其自主呼吸进入。具体方法：当病人吸气时，随吸气轻轻快速往气管方向插入，呼气时停止插入，再吸气时再插入。当达到气管隆嵴处，护士会感到有阻力，这时吸痰管插入长度应为 24~29 cm，当病人刺激咳嗽加剧时，稍退 0.5～1cm，以游离吸痰管的尖端，以免损伤气管黏膜，打开负压成人<150 mmHg(20 kPa)，婴幼儿<100 mmHg(13.3 kPa)，从深部左右轻

轻旋转，边吸边向上提拉，时间不应超过 15 秒，若一次痰液不能吸净者应先给予吸氧后再行吸痰术。

5. 根据病变情况选择吸痰管插入途径　如鼻腔有充血水肿，可用 1%呋喃西林麻黄碱滴鼻剂（呋麻滴鼻剂）滴鼻数滴后再经鼻腔插管吸痰。鼻腔狭窄严重者，经口腔吸痰。有喉梗阻者，应慎用导管吸痰，可行气管切开吸痰。

6. 预防感染技巧　每 1 个部位用 1 根吸痰管. 防止上呼吸道感染播散到下呼吸道，吸痰装置每人 1 套，不可共用，吸痰管拟插入部分，即使戴手套的手也不可触及，应采用无菌接触技术用血管钳夹持吸痰管。

7. 插管注意事项　要考虑到病人的耐受性。不能反复连续插管吸痰。若插管 2～3 次不成功应更换操作者。

五、小儿经鼻或口、气管内吸痰技巧

1. 体位摆放技巧　操作时由 2 人配合进行。病儿去枕平卧，肩下垫一软枕，一人将病儿颈部托起，助头后仰，颈过伸，并固定头部。不合作的病儿，除做充分的解释工作外，吸痰时需 2 人配合，操作者站在病人右侧，助手站在病人左侧，协助置好体位，拉直呼吸道，并约束肢体和头部。

2. 吸痰前准备　病人吸痰前常规雾化吸入，拍背助咳，吸痰前后给予高浓度氧气吸入，吸痰时一侧鼻塞式或鼻导管高流量（3～4 L / min）吸氧。

3. 吸痰时操作技巧操作者戴无菌手套，经一侧鼻孔或口垫口咽通气管将吸痰管插入 10～14 cm（相当于病儿声门处）时，感阻力增高，嘱病儿深吸气或发“咴咴”声，也可用手指压天突穴，以刺激气管引起病儿咳嗽，于声门开放时迅速将吸痰管插入气管进行吸痰。判断插管成功的依据：导管插入气管后，可引起剧烈咳嗽，不能发音或声音嘶哑。插管吸痰时动作要轻柔，适时吸引，每次吸痰时间应控制在 10～15 分钟，压力应严格掌握，一般为<100 mmHg(13~3 kPa)，以免导管贴附于管壁或损伤气管黏膜。整个过程要严密观察病人心率、

血压、呼吸及 SaO_2，防止心律失常、心力衰竭、低氧血症的发生。如有异常，暂停吸痰，及时处理。

六、老年人人工呼吸道吸痰操作技巧

1.加大建立的气体通道用此清除呼吸道分泌物，辅助通气及治疗肺部疾病。人工呼吸道已成为老年人、呼吸衰竭病人主要的抢救治疗手法。常用的人工呼吸道有气管内插管和气管切开。

2。吸痰管的充分湿润摩擦阻力是气管内插管病人最常见的吸痰管插入困难的原因。可用无菌加温蒸馏水润滑吸痰管，其润滑作用较好，降低摩擦阻力。

3.加强呼吸道湿化　人工呼吸道的病人失去上呼吸道的温化、湿化功能，吸入的气体全部由下呼吸道来加温和湿化，下呼吸道分泌物中的水分丢失增加，因此，吸入的气体必须在体外进行充分温化和湿化。

（1)加强人工呼吸道建立最初 8 小时内的呼吸道湿化特别是对气管内插管或气管切开时出血较多的病人在人工呼吸道建立的最初 8 小时内应每 15～30 分钟湿化吸痰 1 次，以及时清除积血，防止血痂形成。

（2)做好停机呼吸道湿化因停机后吸入的气体不能得到来自呼吸机的湿化与温化，以及直接用导管口吸氧，导管管腔内的痰液很容易被吹干而形成痰痂。应特别重视停机期间人工呼吸道的湿化，保证湿化液 250 ml / d。可采用空气湿化法、间断湿化法等输液管持续呼吸道湿化法加强湿化效果。

七、特殊病人的吸痰技巧

1.新生儿吸痰技巧

（1) 由于胸部物理治疗对气管内插管的新生儿有一定的危险，所以一般不采用，给新生儿翻身、叩背时一定要注意血氧饱和度（SpO_2）的降低。最好采用先叩背 2～5 分钟，安抚病儿至安静，增加病儿对吸痰、缺氧的耐受性。如有 SpO_2 降低，稍作休息，并提高给氧浓度，使得 SpO_2 维持在 90％以上。吸痰过程中严密观察病儿反应、面色及 SpO_2 的情况。

（2）采用正确的翻身动作也可以减少缺氧的发生，翻身时动作轻柔，保持头、颈和肩在一条直线上活动，保持呼吸道通畅，避免脱管；用软面罩叩背，自肺下叶向上、由外向内向肺门方向利用腕力轻叩，频率 50～100 次 / min，叩击部位垫薄软毛巾或在单衣上进行，以免引起疼痛，叩背同时一手固定病儿头颈部，以减少头部晃动。

（3）按常规吸痰法吸去口腔、咽部分泌物后，再进行气管内吸痰。气管内吸痰的动作轻柔、迅速。吸痰的压力不能太大，应<100 mmHg(13.3 kPa，每次吸痰的时间不能超过 15 秒。以免损伤气管黏膜。

（4）按需吸痰①痰多者多吸痰，少痰或无痰者尽量少吸痰。②除痰液黏稠难以吸出外。一般不常规呼吸道内注入 0.9％氯化钠注射液。③根据病人对吸痰的耐受程度，在吸痰前、后 5 分钟适当调高呼吸机氧浓度（10％～60%)。④吸痰管送入深度：按预定长度（即等于气管内插管全长或外减 0.5～1.0 cm）送入。⑤吸引方式：边吸引边转动吸痰管回退。

2.开胸术后肺不张病人

（1）物品准备 0.9％氯化钠注射液、一次性可塑性吸痰管、一次性塑料手套、负压吸引装置、监护仪。

（2）操作方法①病人半卧位，给予鼻导管吸氧 5 L / min。用 0.9％氯化钠注射液清洁一侧鼻腔后，以 0.9％氯化钠注射液润滑吸痰管。②戴一次性手套，正确连接吸痰管，松开负压，将吸痰管经鼻腔轻柔送到咽部，嘱病人轻咳，就势将吸痰管插入气管内。③将吸痰管沿呼吸道送至可达到的最大深度（约 50 cm），接通负压[负压吸力 15～30 mmHg(2～4 kPa]，吸痰过程中观察 SpO_2 和心率。打开负压吸引接头，嘱病人带吸痰管深呼吸。左右旋转吸痰管，吸痰时间不超过 15 秒。若 SpO_2<85％、心率>140 次 / min，应立即停止吸痰，给予持续吸氧，待症状缓解后继续吸痰。如此反复数次，直至将痰吸净。④在一次吸痰过程中尽量不要将吸痰管反复提拉出气管。吸痰管进入气管后，病人会出现不自主呛咳，深部的痰会随之咳入主呼吸道，对吸痰有利。若病人呛咳剧烈，可松开吸引器与吸痰管接头处带管深呼吸，以缓解呛咳。⑤留置吸痰管在呼吸道内可保留60分钟左右。在此期间护士可根据SpO_2指标吸痰。

3. 昏迷病人吸痰技巧

（1）用物准备技巧治疗盘内放治疗碗（内盛漱口液棉球）、弯血管钳、压舌板、开口器、舌钳、ISl咽通气管、手电筒。

（2）操作技巧①操作前先给病人进行口腔护理，并注意观察口腔黏膜及舌苔情况。②用压舌板将舌根向下压，有利于口咽通气管的插入。对牙关紧闭的昏迷病人可使用开口器，对舌后坠者用舌钳将舌拉出，然后将口咽通气管经口腔迅速置入口咽部。③吸痰方法：用血管钳将吸痰管经口咽通气管插入口咽部、气管。遇痰液黏稠者，可行雾化吸入或用糜蛋白酶（糜蛋白酶）喷入稀释痰液，因气管纤毛以1 mm / min的速度向上推送分泌物，15分钟后吸痰效果较好。吸痰前、后必须给予高浓度的氧气，以免因气管内吸痰导致低氧血症。④注意事项：操作时动作要轻柔、迅速，避免机械阻塞呼吸道，影响呼吸；每日晨取出口咽通气管，进行清洁浸泡消毒处理，待口腔护理后，再按操作程序安置口咽通气管，避免细菌在口咽通气管内繁殖，增加呼吸道感染的机会；当病人意识逐渐恢复，能自行咳嗽、咳痰时，即可拔除口咽通气管。

4. 机械通气病人吸痰技巧　机械通气是救治呼吸衰竭的重要措施。加压机械通气妨碍纤毛运动，影响痰液排出。因此，吸痰成为机械通气病人的主要护理任务。吸痰过于频繁可导致不必要的气管鼓膜损伤，加重低氧血症和急性左心衰；吸痰不及时又可造成呼吸道不畅、通气量降低、窒息，甚至心律失常，所以适时吸痰是保持呼吸道通畅、确保机械通气治疗效果的关键。

（1）应用正确的吸痰方法选择质地光滑、管壁挺直、硬度合适、富有弹性的吸痰管，吸痰管的外径不超过气管导管内径的 2／3。吸痰时按照“由浅至深，先口后鼻”的原则。在行气管导管内吸引时先将导管浅部痰液吸尽，再吸深部痰液. 吸痰管插入轻柔。插入深度=气管导管插入长度+导管的接头长度。不可深插吸痰管吸引，非抢救吸痰前通过翻身、叩背和体位引流将呼吸道深部痰液引流至肺门部，可以有效地将痰液排出，减少呼吸道损伤。口、鼻腔内吸痰应先吸口腔再吸鼻腔，吸痰管插入长度不超过病人鼻尖到耳垂的距离，避免插入过深引起反射性迷走神经兴奋造成的呼吸、心搏骤停。吸痰的全过程中均需有人固定导管以防导管脱出。

（2）掌握正确的吸痰时间及负压　吸痰时间不超过 15 s／次，吸引负压成人不应>150 mmHg(20 kPa)，小儿≤100 mmHg(13.3 kPa)。开放负压后，将吸痰管边旋转边吸引，慢慢向外提出，手法轻巧，动作轻柔。如遇痰液多时在旋转提出的过程中可稍减慢旋转、外提速度，吸出气管内较多量的痰液，切忌来回提插导致损伤。

（3）观察病人吸痰时出现的不良反应主要为气管黏膜出血、吸痰时出现刺激性呛咳、心率减慢、发绀、气管内插管痰液阻塞以及肺不张、肺部感染。应严密观察病人面色、心率、血压、SpO_2的变化。若 SpO_2降低、心率增快、血压增高，应适当延长吸痰间隔时间。吸痰前通过一定时间的体位引流可使痰液容易吸出，同时对保持吸痰时体内血氧的稳定起到积极的作用。

（4）吸痰时要求严格无菌操作加强医务人员洗手和手的清洁，用物严格消毒灭菌，无密闭式吸痰装置时在吸痰后将气管内插管与呼吸机接头处用聚维酮碘消毒后再连接，做好基础护理。尤其重视加强口腔护理，及时清除口腔内的异物和分泌物，防止致病菌的繁殖，减少误吸的发生。采用小号胃管鼻饲或微量牛奶由输液泵持续滴入，喂养前、后 30 分钟内不吸痰，预防胃内容物的反流，减少胃肠道病原菌的定植和吸入，以达到减少气管内痰液、预防感染的作用。

（5）呼吸道湿化吸痰前应先将呼吸道湿化，可采取对室内空气进行加温加湿、使用有效的呼吸机雾化吸入、湿热交换过滤器（人工鼻）、呼吸机的电热恒温湿化装置等使吸入的气体充分湿化，以便有效地清除呼吸道分泌物.控制肺部感染，减少并发症，减轻病人痛苦。

（6）气管内插管机械通气病人大多病情危重，并存在不同程度的意识障碍。保护性咳嗽反射减弱甚至缺失。适时吸痰方法：以听诊为依据，在确定痰液位置前提下，对大气管内痰液及时吸出；深部痰液采用翻身、拍背、雾化，促进痰液排入大呼吸道后，每次用多孔透明硅胶软管在5秒内准确吸出痰液，避免深部长时间吸痰，有效地减少了支气管黏膜损伤，避免发生吸出痰液带血现象。须注意吸痰管每次更换1根，以防止污染。

（7）吸痰前、后均应加大通气量，根据痰液性状，掌握雾化吸入次数，使痰液软化稀释，可提高吸痰的有效性，避免了痰痂形成及反复脱机吸痰带来的并发症。依据仪器监测指标的变化，使吸痰具有目的性，减少目标性。

5.气管切开病人吸痰技巧

（1）用物准备技巧无菌盘内备好2个治疗碗、2把血管钳，且做好口鼻气管吸痰标记。口鼻吸痰及气管切开处吸痰分开，先抽吸口鼻，后抽吸气管切开处。吸痰管一用一废弃，治疗碗、血管钳一用一消毒。

（2）吸痰方法气管切开病人由于失去呼吸道对吸入空气的加温、加湿屏障作用，使黏膜干燥充血、分泌物黏稠，细菌易繁殖，引起感染，甚至溃疡。且需要气管切开的病人都是危重病人，此时自身免疫力已处于低谷状态，很容易引起医源性感染。气管内吸痰作为一种侵入性操作，容易引起外源性感染。

先抽吸口、鼻腔分泌物，再吸气管切开处分泌物。其优点如下。①减少感染机会：因为先抽吸口、鼻腔分泌物，防止先抽吸气管切开处至局部压力低，口、鼻腔分泌物流入气管。②吸痰彻底：由于口、鼻吸痰后刺激咳嗽反射，引起咳嗽。咳嗽时，先是短促或深吸气，接着声门紧闭，呼气肌强烈收缩，肺内压和胸膜腔内压急速增高，然后声门突然打开，由于气压差极大，肺内气体便以极高的速度冲出，将呼吸道内的异物或分泌物排出。这样，既能使吸痰彻底，又能防止口、鼻腔分泌物流入气管；由于吸痰彻底，从而延长了吸痰间隔时间；无须重复吸引.吸痰时间相对缩短，吸痰所致低氧血症的程度减轻，且持续时间缩短，也减少了对气管黏膜的损伤。

八、吸痰注意事项

1.必要时才吸痰　当病人咳嗽、呼吸困难，听诊闻及湿啰音，呼吸机报压力增高.PaO_2及SpO_2突然降低时才吸痰。有些病人需要每小时甚至更短时间吸痰1次，而有些病人只需每4小时或更长时间吸痰1次。不视病情的常规吸痰，如1次/2 h，不但易损伤呼吸道黏膜，还会因呼吸道受到刺激使分泌物增多。

2.吸痰前、后必须给予高浓度的氧气吸痰前后若不给病人高于原来使用的氧气浓度，气管内吸痰将导致低氧血症。

（1）一些新型的呼吸机有一种提供2分钟100%氧气的模式。吸痰前只需将开关设置在这一模式，就可给病人提供纯氧，用毕返回到原来所需的氧浓度，此法简单。但必须注意：在调节给氧模式后的前数秒，病人所吸引人的氧浓度并非100%，需等待一段时间（30～100秒），使呼吸机管道内的氧浓度达到100%。

（2）使用人工呼吸气囊是另一种常用而有效地提供高浓度氧气的方法。在操作正确的条件下，人工呼吸囊可提供100%的潮气量和平均80%的高浓度氧气，足以满足病人的需要。但其受诸多方面的影响，如呼吸囊的型号、供给呼吸囊氧流量的大小、囊袋的容量、挤压的力与率等，为了达到预期使用效果。必须确保1.5 L/min或更高的氧流量以及储氧袋完全充盈.两者缺一不可。

3.正确判断是否需要加压给氧在吸痰前、后，病人除了需要高浓度的氧气之外，多数病人需要加压给氧。而那些肺功能正常、短期内使用呼吸机的病人，如冠状动脉旁路移植术及其他一些术后或有些因肺部疾患导致肺功能异常的病人，就无须加压给氧，因为加压给氧有一定的危险性，可导致平均动脉压增高。因此，评估病人对高浓度给氧的反应尤为重要，若病人的心率、SpO_2稳定。高浓度给氧即可，反之就需要加压给氧。

4.吸痰时不宜注入0.9%氯化钠注射液许多护士认为吸痰时在气管内滴入0.9%氯化钠注射液可稀释分泌物，便于吸出，有些护士甚至把0.9%氯化钠注射液气管内冲洗作为常规。然而，研究发现0.9%氯化钠注射液与呼吸道分泌物并不能混合成易被吸出的稀薄分泌物，反之，这一操作会影响氧合作用.增加感染的危险性。

5.选择粗细适宜的吸痰管通常可选择外径小于气管内插管内径1/2的吸痰管，这有利于空气进入肺内，预防过度负压而致的肺不张。成年病人用30～38号（7～9 mm）的气管导管，可选用10~16号（2～3 mm）的吸痰管。

6.吸痰时注意负压的大小　每次吸痰前先将吸痰管放于无菌盐水中，以测试导管是否通畅和吸引力是否适宜。吸引负压不宜过大，一般小儿为100 mmHg(13.3 kPa)，成人为150 mmHg(20 kPa)，动作宜轻巧，而且不宜在同一部位吸引时间过长，应边退管边吸引，以免损伤气管黏膜。每次吸痰时间不可超过15秒，以免引起气管痉挛而加重缺氧。

7.严格执行无菌操作操作前、后洗手，戴口罩、帽子、手套。操作前，用乙醇消毒气管导管口及导管外端1～2 cm;操作完毕,消毒导管口及导管外端1～2cm处、导管接头以及呼吸机管道与导管接合处。

8.密切观察病情变化　吸痰时，密切观察病人的心率、心律、动脉压和SpO_2的变化。若发现病人有心律不齐如心动过速或期前收缩、血压降低、神志转模糊，应立即停止吸痰，给予100%氧气吸入。如果发现病人的SpO_2降低，在吸入高浓度的氧气后，仍不能使其恢复到原来的水平，应检查脉搏血氧饱和度仪探头所置部位的循环是否正常，以及病人是否有痰液阻塞、气胸及肺功能的改变。

第三节　自动洗胃机洗胃法操作技巧

一、评估病人技巧

评估病人的病情，对有生命危险者迅速进行救护，根据病人的具体情况来进行洗胃用物的准备，尽快进行有效的洗胃，减少毒物的吸收，促进毒物的排出，减轻对机体的损害，预防并发症的发生。

1.病情观察　病人的生命征、意识、瞳孔。如病人病情危重，应首先进行维持呼吸、循环的抢救，而后再洗胃。

2.毒物　了解中毒的时间、途径，毒物的种类、性质、量，是否呕吐，有无洗胃禁忌证。如吞服强酸、强碱等腐蚀性药物者禁忌洗胃，以免穿孔，可给予牛奶、豆浆、蛋清、米汤等物理性拮抗剂，以保护胃黏膜。

3.措施观察　病人口腔、鼻腔黏膜有无肿胀、炎症及气味，认真询问既往病史、进食情况。尤其是老年人有其特殊的生理状况，进行洗胃时很容易发生胃破裂.一定要非常谨慎。消化性溃疡、食管阻塞、食管静脉曲张、胃癌等病人不宜洗胃。进食后的病人若是神志清楚可以先鼓励其进行催吐，尽量将胃内的食物残渣呕吐干净，然后再进行洗胃，以防胃管反复堵塞。

4.心理状态　了解有无焦虑、紧张，严重程度如何，是否自服毒物、合作程度等：对自服毒物者应耐心、有效地劝导，并给予针对性的心理护理，减轻病人心理负担。

5.相关知识　既往有无插胃管及洗胃的相关知识。

二、操作前准备技巧

操作前准备以用物准备齐全、病人主动配合、环境适合洗胃操作进行为原则。

1.用物准备技巧

（1）胃管的选择根据需要选择普通胃管或硅胶管。对需长时间留置胃管者，可选用硅胶胃管。硅胶胃管与普通胃管相比优点多，与组织相容性大，对病人的刺激性小。硅胶胃管留置适宜时间是21～30日，可降低反复插管对鼻、咽黏膜的刺激，减少插管引起的痛苦。

（2）洗胃液的选择根据毒物性质准备拮抗性溶液。①遇到毒物性质不明或此种毒物尚无特效解毒剂感到左右为难时：可考虑使用中药解毒方剂洗胃。也可选用温开水或等渗盐水，液量为10 000～20 000 ml。②有机磷农药中毒病人：可使用0.45%氯化钠溶液洗胃。经胃肠道吸收入血后，钠离子和氯离子所产生的晶体渗透压可以产生极强的利尿作用，促进毒物的排泄，又不致发生溶血反应，从而提高了抢救成功率。③洗胃液温度为25℃～38℃，过高可致胃黏膜血管扩张，促进毒物吸收；过低可导致胃肌痉挛。

（3）洗胃机的准备正确连接好洗胃机的管道，洗胃前认真检查洗胃机的性能，保证其处于良好的工作状态，并进行试运行，观察出入液量是否平衡、每次进入液量是否过多、进液时的压力是否正常[一般<300 mmHg(40 kPa)]、水流是否均匀等，调节洗胃液的流速。

2.病人的准备技巧

（1）减轻或解除病人的紧张心理，消除思想顾虑，取得病人的主动配合。病人过于烦躁时可以适当使用镇静药或采用心理护理的办法，使病人的情绪尽量趋于平静，主动配合。

（2）向病人或家属讲解插胃管的目的、操作过程及配合的相关知识。

（3）有义齿者操作前应取下，妥善放置。

3. 环境的准备技巧环境安静、舒适、清洁，病人床单位周围宽敞，用物摆放合理，便于操作。

三、插胃管技巧

1. 插管时所取的体位清醒病人取左侧卧位，昏迷病人取平卧位，头偏向一侧。

2. 比量胃管插入长度，并做好标记洗胃液的灌入和吸出均通过胃管实现。若胃管长度不合适，势必影响洗胃质量。人体食管长度为25～30 cm，咽部长度约为12 cm，鼻部长度约为8 cm，总长度为45～50 cm，胃管远端侧孔距顶端距离为5 cm。传统洗胃法胃管插入长度是45～55 cm，因身高差异，临床常以病人耳垂至鼻尖再到剑突的长度为插入长度，从解剖学的角度看此长度胃管侧孔不能完全进入胃内，胃管顶端仅达贲门下，最多达到胃体部，此长度仅胃管的顶端和1个侧孔在胃内。由于不能将全部侧孔都留在胃内，尽管病人取左侧卧位.胃内液体有时仍不能漫过侧孔，洗胃液流出缓慢，吸出洗胃液的时间长。残留液体多，洗胃不彻底（图7-10）。将胃管插入长度延长为55～70 cm，顶端可达胃窦部，胃管侧孑L全部在胃内，病人不论取何种体位，均达到洗胃液流出快、通畅、洗胃时间短、洗胃彻底的目的。在进行电动机洗胃之前，多数能引流出较多的原液，能及时、彻底清除进入胃肠道的毒物，为抢救赢得宝贵时间。

3. 润滑胃管，减少摩擦，以利胃管插入。

4. 插胃管技巧从口腔缓慢插入，病人呕吐反应比较剧烈时应该暂停插管或洗胃。待病人反应减弱时再继续进行操作。当胃管到达咽部时，嘱病人做吞咽动作。术者缓慢将胃管插入胃内。也可采取快速插胃管法，当胃管插入10～12 cm，达咽部时，不做吞咽动作，憋住气，术者快速将胃管经食管插入胃内。此法不做吞咽动作，可避免术者插管与病人吞咽动作不协调造成的进管困难。

5.证实胃管在胃内后固定插管后用常规方法，证实胃管在胃内后用胶布固定，以防胃管脱出。

四、洗胃技巧

（1）根据病情取合适的体位①清醒病人：取左侧卧位，床尾抬高10 cm，使病人臀部也随之抬高，此种卧位使胃底处于最低位，有利于胃管在胃底部抽吸，胃管置于胃腔内，不易贴于胃壁，进而减少了毒物通过幽门进入肠道，起到了体位引流的作用。②昏迷病人：洗胃宜谨慎，取平卧位，头偏向一侧，以免分泌物误入气管，用压舌板或开口器张开口腔。如舌后坠，可用舌钳将舌拉出，垫牙垫子上、下磨牙之间。

（2）按手吸键吸出胃内容物，第1次吸出或洗出的胃内容物留取标本送检。再按自动键，机器对胃内进行反复多次冲洗。毒物性质明确后，尽早采取拮抗剂洗胃。灌入量以300～400 ml / 次为宜，灌入过多则胃容积增大，胃内压明显大于十二指肠内压，促进胃内容物排空入肠道，加速毒物吸收，同时亦可引起液体反流，导致呛咳、窒息，还易产生急性胃扩张，突然的胃扩张又易兴奋迷走神经，引起反射性心搏骤停，对心、肺疾患病人更应慎重。灌洗液过少则无法与胃内容物充分混合，不利于彻底洗胃，且延长了洗胃时间。

（3）洗胃过程中，可采用灌入洗胃液后按摩胃部的方法，边更换体位、边按摩，以达到良好的洗胃效果，严密注意出入量，必须保证出入量平衡。每间隔一定次数之后就要观察并准确计算进液量与出液量是否相等，发现问题就要及时解决。另外，洗胃过程中还要经常在送液时轻轻移动胃管，谨防胃管长时间吸附在同一部位的胃壁上。

（4）在洗胃过程中应随时观察脉搏、呼吸、血压及腹部情况，如病人主诉腹痛，且流出血性灌洗液或出现休克现象，应立即停止操作，通知主管医师，配合相应抢救工作，并且详细记录在记录单上。

（5）幽门梗阻病人洗胃时，需记录胃内潴留量，以了解梗阻情况。如灌入量为1 500 ml，洗出量为2 000 ml，表示胃内潴留500 ml，洗胃宜在餐后4～6小时或空腹时进行。

（6）洗胃结束后从胃管内注入药用炭或解毒药，稍过一段时间再注入50％硫酸镁50 ml，以促进毒物排出。停止洗胃后及时关掉洗胃机。防止大量空气被灌入胃内，导致胃破裂。第1次洗胃后可留置胃管，每隔6小时再洗胃1次，直到下一次洗胃开始洗出液即为澄清无味时停止洗胃。此种方法抢救成功率明显高于单次洗胃法。

（7）拔除胃管时应反手捏紧胃管口，防止管内液体流入气管。帮助病人漱口、擦脸，清除残留的毒物。

第四节　人工呼吸机的使用技巧

机械通气是指用人工方法或机械装置的通气代替，控制或辅助病人呼吸，以达到增加通气量，改善气体交换，减轻呼吸功能消耗，维持呼吸功能等目的的系列措施。其目的是：①维持代谢所需的肺泡通气。②纠正低氧血症和改善氧运输。③减少呼吸功能。

适应证：①急性或慢性呼吸衰竭，呼吸频率>40次／min，或<5次／min。②心源性或非心源性水肿。③ARDS。④胸部创伤，多发性肋骨骨折，连枷胸。⑤呼吸中枢控制失调，神经肌肉疾患。⑥大手术后通气弥散功能障碍。⑦呼吸性酸碱平衡失调。⑧低氧血症，用鼻导管给氧后，PaO_2仍<60 mmHg（8.0 kPa）。⑨虽SaO_2达95％，但有点头样呼吸或潮式呼吸等呼吸形态。⑩应用呼吸机进行呼吸道药物和气溶胶治疗。

禁忌证：①严重肺大疱。②未经引流的气胸，纵隔气肿。③大咯血呼吸道未通畅前。④支气管胸膜瘘。⑤低血容量性休克未补足血容量前。⑥急性心肌梗死。

一、评估技巧

1. 环境评估环境清洁、宽敞，符合用氧要求。

2. 用物评估　检查呼吸机的性能，病室内有无中心供氧、供气装置，氧气管道的接头是否配套，电源及电源插座是否与呼吸机上的电源接头吻合，呼吸机管道与人工呼吸道接头是否相吻合。无中心供氧装置时则检查氧气筒是否有氧、是否有四防标志、氧气装置有无漏气等。

3. 操作者自我评估　是否了解呼吸机的应用及呼吸机参数的调节。

二、操作前准备技巧

1. 操作者准备　核对医嘱、床号、姓名，熟悉病情，掌握上呼吸机的适应证与禁忌证，熟悉呼吸机的性能和操作程序，掌握气管切开与气管内插管的操作技术、操作前洗手，戴口罩。

2. 病人准备　与神志清醒的病人进行沟通，使病人了解上呼吸机的目的和意义. 知道如何配合建立人工呼吸道，如何以非语言方式表达需要，以便护士随时提供帮助。

3. 用物准备技巧　在于用物一定要准备齐全，除呼吸机外还应在床旁备有简易呼吸器、吸引器、吸痰装置，以备急用。

（1）呼吸机的选择根据病情及应用呼吸机时间的长短选择不同的呼吸机。

（2）气管导管的选择根据病人的年龄、身高、体重，选择合适的气管导管型号及插入深度。

三、人工呼吸机操作技巧

人工呼吸机操作应用技巧在于进行机械通气前，先接上模拟肺，进行试机，看呼吸机管道是否连接紧密，有无漏气，压力是否稳定，湿化器能否加湿，以保证应用的安全性。

1.建立人工呼吸道　紧急时应用简单易行的经口气管内插管，可用呼吸复苏囊先给病人充分供氧，待缺氧有所缓解后，再考虑建立能维持较长时间的人工呼吸道。

2.确定呼吸机模式根据病人的情况选择合适的呼吸模式，常用的呼吸机模式如下。

（1）容量控制通气（VCV）为定容模式，预设潮气量、呼吸频率及吸气／呼气比，以保证分钟通气量（MV），其气流模式通常采用恒流，可在控制或同步状态下使用，缺点是易发生气压伤及人机对抗。

（2）同步间歇指令通气（SIMV）　是自主呼吸和控制呼吸的结合，在自主呼吸的基础上给病人有规律地和间歇地触发指令气流，将病人所需要的气体强制送入体内。优点是不干扰病人的自主呼吸，不易产生呼吸依赖，术后有自主呼吸，逐步清醒者和脱机前多用 SIMV 的过渡。

（3）压力控制通气（PCV）是时间发动、压力限定、时间切换的通气方式。优点是呼吸道压恒定，气压伤少及氧合通气良好，但是潮气量（VT）易随肺顺应性和呼吸道阻力的变化而改变，注意监测 VT。PCV 适用于治疗 ARDS-COPD 引起的呼吸衰竭。可与 SIMV、PSV 及 CPAP 配合使用。

（4）压力支持通气（PSV）　是一种辅助通气方式，预置压力水平困难，可能发生通气不足或过度，呼吸运动或肺功能不稳定者不宜单独使用，可与 SIMV 或 CPAP 联合应用。

（5）呼气末正压（PEEP）　为治疗低氧血症的主要方式之一，可增加呼气时肺容量和跨肺压，使原来萎缩的肺泡再膨胀。同时增加肺顺应性，改善通气和氧合。多与其他呼吸方式联合应用。

（6）持续呼吸道加压通气（CPAP）预调 CPAP／PEEP 值，在此水平上进行自主呼吸，由于持续气流的供给，呼吸道压波动较小。

3. 设置参数　设置报警界限和设置呼吸道安全阀，不同呼吸机的报警参数不同. 参照说明进行调节。呼吸道压安全阀或压力限制一般设置在维持加压通气峰压上 5～10 cm H_2O。

4. 调节温化、湿化器　一般湿化器的温度应调至 34℃～36℃。

5. 调节同步触发灵感度　根据病人自主吸气力量的大小调整，一般为 2～4 cmH_2O 或 0.1 L / s。

6. 观察 0.5～1 小时后依血气分析结果调节参数。

四、观察人工呼吸机的应用效果技巧

1. 严密观察病情　呼吸机治疗的病人必须专人护理，密切观察治疗反应和病情变化，并做详细记录，除生命征、神经症状外，重点观察呼吸情况，包括呼吸频率、胸廓起伏度、呼吸肌运动、有无呼吸困难、自主呼吸与机械呼吸的协调等。定时监测血气分析，综合病人的临床表现和通气指标判断呼吸机治疗的效果。

2. 加强呼吸道的护理　对气管内插管或气管切开病人,应加强呼吸道护理,及时清除呼吸道分泌物，尤其应做好呼吸道湿化，防止痰液干结，保持呼吸道通畅。可通过加温湿化、雾化或直接滴注等方法，湿化液不应<250 ml/d，使痰液稀薄，易于吸出。湿化的温度一般 32℃～36℃。每 24 小时应进行湿化液体更换。

3. 积极控制感染　室内定时通风换气，一般每班开窗通风 30 分钟。严格限制人员出入，并可用电子消毒机、臭氧消毒机对病房进行动态空气消毒，气管内吸痰一定要遵守无菌技术操作原则。加强口腔护理，防止口腔炎的发生。

4. 做好生活护理及心理护理　建立翻身卡，帮助病人定时翻身。经常拍背，以防止呼吸道分泌物排出不畅，引起阻塞性肺不张，以及长时间压迫导致压疮。

昏迷病人应做好眼部护理，眼睑不能闭合者用无菌0.9%氯化钠注射液纱布覆盖眼部，每班滴抗生素眼药水1次。经常用非语言方式与病人进行沟通，了解病人的需求，以便提供帮助。

5.及时发现处理人机对抗　呼吸机与自主呼吸不协调的危害很大，可增加呼吸功能。加重循环负担和低氧血症，严重时可危及病人生命。如果神志清醒的病人突然出现躁动、持续的呼吸道高压或呼吸道低压报警不能用其他原因解释。呼吸气二氧化碳监测，二氧化碳波形可出现“箭毒”样切迹，甚至冰山样改变，则有可能是人机对抗，应及时报告医师处理。

五、参数调节及报警值的设置技巧

1.参数的设置

(1)VT 呼吸机的潮气输出量一定要大于人的生理 VT。用 VCV 或 SIMV 时，VT=体重(kg)×[(8～15)ml/kg]。

（2）呼吸频率不同年龄机械通气频率大致接近生理呼吸频率。VT×呼吸频率=MV，故根据血气分析需要改变 MV 时，呼吸频率是重要的调节参数。一般新生儿为40～60次/min，儿童12～16次/min，成人8～10次/min。

（3）呼气/吸气比值小儿一般为1：1.5，成人为1：(2～3)。

（4）呼吸道压力和肺顺应性呼吸道阻力不大时一般吸气峰压值为20 cmH_2O（2.0 kPa）左右，但当肺顺应性减少或呼吸道阻力增加时（包括气管导管内径造成的呼吸道阻力），如不提高峰压值就不能保证 VT，所以峰压值应以胸部起伏的幅度为参数。成人为20～30 cmH_2O，小儿15～25 cmH_2O。

（5）吸氧浓度常规手术后吸氧浓度为45%、发绀型先天性心脏病术后吸氧浓度为60%，可视病情调整，换气功能障碍者≤50%。新生儿根据 SaO_2 调整，维持 SaO_2 在85%～95%即可。

(6)PEEP 常规为0～5 cmH_2O，必要时可达6～10 cmH_2O。成人最佳为5～

10cmH_2O 小儿为 2～3 cmH_2O。

2. 呼吸机报警值的设置

（1）呼吸道压力上限报警为 40 cmH_2O，特殊情况下可增至 50 cm H_2O，下限报警为 5～15 cmH_2O。

（2）低 VT 为所设置 VT 的 60%，MV 与此相同。

（3）触发灵感度根据所选择的呼吸方式调节，VCV 或 PCV 时无异，SIMV 时调为 0～4 cm H_2O。

3. 常见的报警的原因和处理

（1）呼吸道高压报警常见原因和处理如下。①气管、支气管痉挛：处理方法是解痉，应用支气管扩张药等。②呼吸道内黏液潴留：处理方法为充分湿化，及时吸引，加强翻身、叩背和体位引流，应用祛痰药，配合理疗等。③气管套管位置不当：处理方法是校正套管位置。④病人肌张力增高，刺激性咳嗽或肺部出现新并发症，如肺炎、肺水肿、肺不张、张力性气胸等：处理方法为查明原因，对症处理；合理调整有关参数，如吸氧浓度、PEEP 等。⑤呼吸道高压报警上限设置过低：处理方法为合理设置报警上限，使其比吸气峰压（PIP）高 10 cm H_2O(1.0 kPa)。

（2）呼吸道低压报警最可能的原因为病人脱机，如病人与呼吸机的连接管道脱落或漏气。吸气压力的低压报警通常设定在 5～10 cmH_2O(0.5～1.0 kPa)，低于病人的平均呼吸道压力。如果呼吸道压力降低，低于该值，呼吸机则报警。

（3）通气不足报警①常见原因：包括机械故障、管道连接不好或人工呼吸道漏气，病人与呼吸机脱离，氧气压力不足。②处理方法：重新检查中心供气压力，维修或更换空气压缩机，及时更换破损部件；正确连接电源和管道，保证管道不打折、不受压、保持正确角度；及时倒掉储水瓶的积水；氧气瓶的压力保证>30 kg / cm^2，通知中心供氧，开大分流开关，使之达所需压力。

（4）吸氧浓度报警①原因：人为设置氧浓度报警的上、下限有误，空气与氧气混合器失灵，氧电池耗尽。②处理方法：正确设置报警限度，更换混合器、电池。

4. 人工呼吸机的停机技巧　若病人病情基本好转，意识清楚，能咳嗽、咳痰，缺氧明显改善. 呼吸衰竭纠正，可考虑撤机。在试行停机前，调节好呼吸机参数，逐步下调氧浓度，减少 VT，观察病人的适应程度及 SpO_2。若病人适应良好，血气分析结果正常，便可撤机，撤机前应充分向气管内吸痰，然后按步骤进行，即撤离→气囊放气→拔管→继续常压吸氧。

第五节　气管切开术后的呼吸道管理技巧

气管切开术是通过外科方法形成一个长期或暂时的呼吸孔道，一般在甲状软骨下第 2 或第 3、第 4 环状软骨之间做横切口，插入气管导管，以形成人工呼吸道，是临床抢救和治疗呼吸道梗阻及重型颅脑损伤昏迷时间长的病人的重要措施之一。气管切开术后的呼吸道管理是护理气管切开术后病人的重中之重，直接关系着疾病的转归与恶化。

一、体位准备技巧

气管切开术后病人一般采用平卧位，颈肩部垫一薄软枕，使头轻度后仰，颈伸展. 头部位置不能过高或过低，防止内套管角度变化太大而压迫、损伤气管内壁。在翻身时保持病人头、颈、躯干一致性或同方向的转动，勿使颈部扭曲，防止因套管旋转角度太大致套管滑出呼吸道，或引起呼吸道堵塞，影响通气致窒息，同时减少套管与气管间的摩擦，防止套管内口压迫气管壁引起出血、糜烂、穿孔，甚至形成气管食管瘘。

二、呼吸道湿化技巧

气管切开术后，空气直接经气管套管进入下呼吸道，失去了吸入空气的加湿与加温、清洁与过滤作用，呼吸道水分丢失可达 800 ml / d，吸入的空气干燥，易损伤气管黏膜，气管内的分泌物容易结痂，堵塞呼吸道，影响呼吸。呼吸道湿化的目的是使分泌物稀释，以利于吸引或咳出。

（一）湿化的方法

1. 气管内滴药临床上常用间断滴注和持续滴注 2 种湿化方法。

（1）间断滴注湿化法传统的方法是用注射器吸取湿化液 3～5 ml，去掉针头后将湿化液缓慢滴入或直接推入气管内。若用吸痰管从气管切开处插入 8 cm 后再滴药。效果最好，一般间隔 30 分钟 1 次。间断气管内滴药临床常用，但是工作烦琐，且易引起病人刺激性咳嗽、心率加快、SaO_2 降低、血压增高，咳嗽还可将部分湿化液咳出，而影响气管湿化效果。

（2）持续滴注湿化法①将湿化液连接静脉输液管，排气后剪掉针头，将头皮针软管直接插入气管套管内 5~8 cm，以 3~5 滴 / min 的速度滴入。②还可选择用微量泵控制湿化液，以 5～15 ml / h 持续滴入的方法湿化气管，持续滴注克服了病人在推注湿化液时引起的刺激性咳嗽和咳出湿化液的缺点，且减少了因反复滴注或推注湿化液引起的污染。

2. 雾化吸入　是利用气流或超声波的声能为动力将湿化液撞击成微细颗粒，悬浮于气流中进入气管，以稀释痰液，促进排痰。雾化的方法有：超声雾化、空气压缩雾化器雾化、高流量氧气雾化及喷射式雾化器雾化。雾化吸入时将配好的雾化液置于雾化罐内，根据雾化的种类和病人年龄调节雾化时间。雾化吸入降低了药液对气管黏膜的刺激，从而增强了局部用药的疗效，达到局部预防感染的目的。

3. 吸湿性冷凝湿化器（HCH）的应用　详见本章第六节机械通气的呼吸道管理。

（二）湿化液的选择

传统方法多采用等渗0.9%氯化钠注射液，现研究表明湿化液采用无菌蒸馏水或0.45%氯化钠注射液效果优于0.9%氯化钠注射液。为提高治疗效果，可在湿化液中加入蛋白酶、抗生素、糖皮质激素、氨溴索（沐舒坦）等药物。

三、呼吸道内吸痰技巧

1.掌握吸痰的适应证　呼吸音减弱，呼吸困难，在气管套管内可以看到分泌物.可闻及痰鸣音或呼吸哮鸣音，呼吸道压力增高，不明原因的SaO_2降低。

2.吸痰管插入深度　根据病人咳嗽反射强弱而定。如果病人意识清醒，并能用力咳嗽将痰咳出，则吸痰管不宜插入过深，以套管下2 cm为宜，避免插入过深.造成气管鼓膜损伤及不必要的痛苦。

3.必要时雾化吸入后吸痰　痰液黏稠难以吸出时，应先给予雾化吸入后再行吸痰。

4.严格遵守无菌操作原则　吸痰时要无菌操作，口腔吸痰与套管内吸痰要分开进行，一般先吸口腔内，以避免套管内形成负压造成口腔内痰液逆流。在紧急情况下，应先吸套管内分泌物，再吸口腔内分泌物，具体操作方法详见本章第二节吸痰法操作技巧。

四、气管套管的护理技巧

（一）外套管的固定技巧

1.传统的外套管固定法　用绷带在外套管两侧固定小孔各打1～2个死结，另一端绕至颈后或一侧，在颈后或颈部一侧再打1个活结，松紧度以能放进1个示指为宜。此法更换绷带时复杂，易刺激病人反复咳嗽，给病人造成不适，同时存在打结处易受血渍、痰渍污染而结痂变硬，拆解困难又无弹性，当头颈部移动时易牵拉气管套管，咳嗽时影响呼吸。

2.单结外套管固定法　用一绕颈2倍长的绷带，从颈后绕至颈前，两端各穿入固定小孔，再绕至颈后，松紧适宜，后在颈部一侧打易活结。此种方法避免了传统方法的缺点，但其缺点是活结易松脱。

3.搭扣粘贴固定法　此法是利用一种简单、安全且廉价的气管套管固定带进行外套管固定，操作时将固定带的搭扣面正对操作者，将一侧带子穿过气管套管固定孔后反折粘贴，对侧同法，再在颈后把两端粘牢，最后依病人颈围调整松紧，即完成操作。此种方法外套管固定更牢固，并可依据病人的颈围随意调节松紧。

（二）内套管的消毒技巧

1.煮沸消毒法　临床上常用煮沸消毒法，每4小时煮沸消毒1次，但因煮沸消毒时间长，内套管与外套管长时间的分离易导致痰液黏结，阻塞呼吸道，影响通气。

2.浸泡消毒法　可应用3%过氧乙酸溶液、0.1%苯扎溴铵、0.25%聚维酮碘或1%84消毒液进行浸泡消毒。此法较煮沸消毒法节省时间，且消毒效果相同。

3.高压蒸汽灭菌法　此法灭菌效果最好，但由于取出内套管送消毒时间过长，造成内套管与外套管长时间分离，宜采用同型号内套管高压蒸汽灭菌法，然而此种做法不符合临床实际，尤其是塑料气管套管属一次性用品，增加病人的经济负担。

（三）套管外口的保护

1.双层湿纱布覆盖　在套管外口覆盖双层湿纱布，目的是防止空气中的灰尘、微粒进入呼吸道，同时又能起到湿化的作用。此种做法的缺点：①湿纱布往往浸湿切口处敷料，增加切口感染机会。②影响病人顺利把痰从套管口咳出，常造成痰液反流，痰液在通气道潴留或结痂，影响呼吸，增加呼吸道感染的发生。

2.气管套管帽　将气管套管帽用于入口端，以气管套管帽代替纱布防止空气中的灰尘、微粒进入呼吸道，避免了病人在咳嗽过程中纱布移位的发生.但气管套管帽小，易导致痰液排出不畅，主要用于恢复期及终身带管的病人。

（四）气管切口的护理

切口周围皮肤每日用聚维酮碘或75%乙醇消毒1次。切口处的敷料多用中间剪开Y形的灭菌纱布加垫，每日更换1次，痰多时随时更换，但剪口处的纱布线头易堆在切口处或掉入呼吸道内，引起呛咳或造成感染。而用一次性无纺布气管纱布垫可避免以上缺点，且滞留的痰液容易被清除。

第六节　机械通气的呼吸道管理技巧

一、体位固定技巧

一般采取平卧位或侧卧位，病情允许情况下可采用半卧位（床头抬高45°），半卧位能有效减少胃肠道反流及误吸，是预防呼吸机相关性肺炎的相对经济、有效、简单、安全的措施。

二、保持呼吸道的温度、湿度技巧

呼吸机机械通气时，正常呼吸道的湿化、加温和过滤功能丧失，加上人工呼吸通气量增加使呼吸道失水严重。正常情况下支气管内的温度为37℃，相对湿度100%。湿化疗法是机械通气疗法中防止或减少并发症、保持呼吸道通畅的重要措施。

1.湿化方法

（1）电热恒温湿化装置多功能呼吸机均有这一装置，使用中及时添加湿化液，维持温度在35℃～37℃，不宜超过40℃，警惕恒温调节失灵，导致水温骤升骤降，引起喉痉挛、呼吸道烫伤等。

（2）短时间小雾量喷雾法每2～4小时雾化10分钟，可避免长时间大雾化导致的病人PaO_2降低。喷雾给药能够扩大药物在呼吸道内分布的范围，增强药物分布的均衡性，雾滴在压力作用下小而均匀地进入肺组织，降低药物对支气管黏膜的刺激，增强局部用药的疗效。

（3）气管内滴注选用0.9%氯化钠注射液呼吸道内滴注，包括直接滴注和持续滴注。①直接滴注：是在吸痰前将0.9%氯化钠注射液5～10 ml注入呼吸道，滴入的数量、次数以能使呼吸道分泌物顺利被咳出、吸出或排出为原则。②持续滴注：是脱呼吸机后没拔管的病人，应用微量注射泵持续滴入呼吸道。滴入量约250ml/d。

(4)HCH的应用　HCH连接于气管套管外部，俗称人工鼻，模拟人体解剖湿化系统机制，可循环呼出气体的热和水分(呼出气通常>35℃，湿度达到100%)。即吸收人体呼气阶段的热和湿度，在下次吸气时释放。

（5）空气的温化、湿化病室内可利用加温湿化器提高空气的相对湿度和温度，使空气温度保持在>60%。

2.湿化液的选择

(1)0.45%氯化钠溶液内加敏感抗生素、糜蛋白酶等，吸入后在呼吸道内再浓缩，使之接近0.9%氯化钠注射液，对呼吸道无刺激作用。而0.9%氯化钠注射液浓缩后形成高渗状态，引起支气管、肺水肿，不利于气体交换。

（2）无菌蒸馏水用于分泌物稠厚、量多、需积极排痰者。

（3）1.5%碳酸氢钠配置时用蒸馏水150 ml加5%碳酸氢钠50 ml即可，可溶解黏蛋白，清除有机物，且碱性环境可抑制细菌的生长，效果较好。

3.湿化量根据痰的性质决定，如分泌物稀薄，能顺利通过吸引器，表明湿化满意；如痰液过于稀薄，咳嗽频繁，且需经常吸痰，提示湿化过度；分泌物呈厚块黏液或结痂，则为湿化不足。湿化量以200~220 ml / 24 h为宜。

三、呼吸道内吸痰技巧

吸痰虽然可清除呼吸道内分泌物，保持呼吸道通畅，改善通气，但也常带来若干不良反应，它可从呼吸道带走氧气，造成病人缺氧和低氧血症。如吸引时间过长、压力过高或吸痰管过粗可引起肺不张、支气管痉挛、心律不齐、呼吸道创伤、血流动力学改变。现多采用有效的改进吸痰程序：气管内深部滴药3～5 ml，10分钟后翻身拍背3分钟，给高浓度吸氧1分钟再吸痰（吸痰<15秒），然后再深部滴药3～5 ml，吸痰毕再给予高浓度吸氧1分钟。吸痰管的外径一般为气管导管内径的1／2。具体操作方法详见本章第二节吸痰法操作技巧。

四、呼吸机管道的管理技巧

（1）使用机械通气前要对呼吸机进行检测，确认无故障后方可用于病人。在使用过程中要注意保持呼吸管道的通畅，防止管道受压、扭曲，或因痰液、呕吐物等引起阻塞，或因体位改变脱落。时刻警惕仪器故障的发生，一旦出现，必须及时识别和处理，否则会引起极为严重的后果。切忌在未查明原因的情况下仅简单消除或重置报警，如不能在短时间内查明原因，则用简易呼吸器维持病人的呼吸.再对呼吸机进行检修。

（2）机械通气中，每日更换湿化罐内的无菌蒸馏水，及时清除呼吸机管道储水瓶积水，冷凝水收集瓶应置于管路最低位置，严禁把冷凝水引向湿化器甚至病人呼吸道中，以免逆行感染。每日更换吸引装置，进行有效消毒。定时做呼吸道深处的分泌物细菌培养，每周至少1次做呼吸机管道的细菌培养，并定期更换呼吸入上呼吸道感染的预防技巧

病人建立人工呼吸道后，增加了外部细菌进入下呼吸道的机会，容易发生肺部感染，机械通气病人呼吸机相关性肺炎的发病率为50％～60％，从插管到发生感染的时间为3～7日，严重影响疾病的预后。

1.严格无菌操作　护理病人前后加强洗手，必要时戴手套，避免病原菌在病人之间传播。

2. 加强口腔护理　口腔、鼻腔常是细菌感染的途径，口内清洗后 4～6 小时又有细菌再生长，故需每日 4 次清洗或采用喷雾法。喷雾法即用过氧化氢棉球擦拭后再用 5%聚维酮碘液刷洗，每次刷洗 2～3 遍，1 次 / d，以后喷雾聚维酮碘 1 次 / 2 h。可清除口咽部细菌，预防呼吸系统感染；经口气管内插管病人的口腔护理有一定困难，需 2 人配合，一人固定气管导管，另一人去除胶布、牙垫，彻底清洗口腔后再放置洁净牙垫固定，以减少呼吸机相关肺炎的发生。

3. 加强室内空气消毒　保持室内空气新鲜，定时通风，保持室温 20℃～22 ℃，湿度 60%~70 菌数。%。可用空气净化机或动态多功能通气机过滤空气，定期进行室内空气熏蒸消毒，每周 2 次，可减少室内 2 / 3 的细菌。

参考文献

[1]王春亭,王可富.现代重症抢救技术[M].北京：人民卫生出版社,2007：50.

[2]陈思兰.失血性休克的急救与护理[J].全科护理,2009,4(7)：19-21.

[3]赵喜梅,陈淑云.196例创伤性休克的护理[J].疾病监测与控制,2010,2(3)：64-65.

[4]常瑞明,何志捷,常建星,等.创伤性休克早期低压液体复苏的临床探讨[J].岭南急诊医学杂志,2006,11(6)：401-402.

[5]王美堂,霍正禄,梅冰.创伤性休克术前限制性液体复苏的研究[J].世界急危重病医学杂志,2007,4(2)：1748-1750.

[6]崔恒熙,曹苇.低压复苏治疗未控制性出血性休克的作用[J].江苏大学学报(医学版),2007,17(2)：152-154.

[7]林妍霞.体力活动对于心肌梗死的影响[J].心血管病学进展,2014,35(2)：164-167.

[8]董道然,曾玉杰.他汀类药物与冠状动脉粥样硬化性心脏病的一级预防及其作用机制[J].中国心血管病研究杂志,2012,10(3)：221-223.

[9]杨誉佳,王圆圆,袁利.临床诊疗指南结合病例分析在妇产科规范化培训中的应用[J].中国继续医学教育,2019,11(5)：1-3.

[10]李惠玲. 护理人文关怀的基本理论及临床应用[J]. 中华护理杂志，2005，40(11)：878-880.

[11]陈肖敏、葛俐俐.常见疾病护理知识小百科[M].北京：人民卫生出版社.2021

[12]向家艮，谭益冰，李春，等. 2000-2012年我国专科护理技能书籍分析,护理学报，2013.

[13]刘子琪，刘爱萍，王培玉，等. 中国糖尿病患病率的流行病学调查研究状况[J]. 中华老年多器官疾病杂志，2015，(7)：547-550.

[14]黄加敏，马智群，徐锐，等. 便携式血糖仪临床使用管理现状调查分析及改进效果评价[J]. 护理实践与研究，2015，(3)：92-93，94.
[15]王新.常见疾病护理与康复指导[M].北京：人民军医出版社.2004